Franz Kehl

Notfallmedizin: Fragen und Antworte

Franz Kehl

Notfallmedizin Fragen und Antworten

Unter Mitarbeit von
Dr. M. Frommer, D. Holzheid, J. Küstermann,
Dr. M. Lange, C. Lotz, Dr. T. Metterlein,
Dr. C. Quaisser, Dr. A. Redel, U. Rohsbach,
Dr. A. Schoefinius

Springer

Prof. Dr. med. Franz Kehl
Klinik und Poliklinik für Anästhesiologie
Universitätsklinikum Würzburg
Oberdürrbacher Straße 6
97080 Würzburg

ISBN-10 3-540-33739-3 Springer Medizin Verlag Heidelberg
ISBN-13 978-3-540-33739-3 Springer Medizin Verlag Heidelberg

Bibliografische Information der Deutschen Nationalbibliothek
Die Deutsche Nationalbibliothek verzeichnet diese Publikation in der Deutschen Nationalbibliografie; detaillierte bibliografische Daten sind im Internet über http://dnb.ddb.de abrufbar.

Springer Medizin Verlag

springer.com

Planung: Ulrike Hartmann und Dr. Anna Krätz, Heidelberg
Projektmanagement: Gisela Schmitt, Heidelberg
Copy-Editing: Frauke Bahle, Karlsruhe
Design: deblik Berlin
SPIN 1156 8483
Satz: medionet AG Berlin
Gedruckt auf säurefreiem Papier 22/2122 – 5 4 3 2 1 0

Vorwort

Die Notfallmedizin ist ihrem Wesen nach ein Querschnittsfach im wahrsten Sinne des Wortes: interdisziplinär und interprofessionell. Kenntnisse, Fertigkeiten und Wissen aus dem Gesamtgebiet der ärztlichen Kunst müssen unter Zeitdruck und oftmals unter ungünstigen äußeren Umständen gebündelt und zielgerichtet auf die jeweilige Situation des Notfallpatienten effektiv angewendet werden. Die Therapie präklinischer, aber auch innerklinischer Notfälle orientiert sich an Leitsymptomen und Algorithmen, wobei die Basismaßnahmen auch vom medizinischen Laien beherrscht werden sollen. Das Erlernen der erweiterten ärztlichen Maßnahmen ist für Studierende der Medizin vielerorts didaktisch innovativ in den praxisorientierten notfallmedizinischen Kursen unter Einbeziehung von Rettungsdienst, Mega-Code-Trainern und realistischen Falldarstellungen mit Rollenspiel verbessert worden. Der approbierte Arzt schließlich durchläuft weitere Qualifikationsschritte auf dem Weg zur Zusatzbezeichnung »Notfallmedizin« oder zur Qualifikation »Leitender Notarzt«. Die Kenntnisse und Fertigkeiten werden auch unter Einsatz von Full-Scale-Simulatoren, speziellen Workshops, Durcharbeitung von Szenarien und realistischer Darstellung von Schadenslagen sowie durch Übung von Großschadensereignissen mit einem Massenanfall von Verletzten und Katastrophenlagen vertieft.

Die Grundlagen der Notfallmedizin sind für alle an der Versorgung von Notfallpatienten beteiligten Personen gleich verbindlich und gültig. Entsprechend wendet sich das vorliegende Buch an Rettungsassistenten, Studierende der Medizin, Assistenzärzte und Fachärzte aller Fachrichtungen, die aus der komprimierten Darstellung des Wissensgebietes in Frage und Antwort gleichermaßen Nutzen ziehen können: zur Prüfungsvorbereitung und für die Praxis.

Mein Dank gilt dem Verlag, insbesondere Frau U. Hartmann, ohne deren Einsatz für das Projekt und ihrer steten Ermunterung das vorliegende Buch nicht zustande gekommen wäre. Ebenfalls danke ich Frau Dr. A. Krätz für die hervorragende Zusammenarbeit. Nicht zuletzt möchte ich mich für die kritische Durchsicht des Manuskripts bei meiner Frau Dr. D. E. Kehl und den fachspezifischen Abschnitten bei meinen Kollegen Prof. Dr. G. Geerling, Priv.-Doz. Dr. G. Baier, Priv.-Doz. Dr. Dr. U. Dietz, Priv.-Doz. Dr. E. Gerharz, Priv.-Doz. Dr. W. Muellges, Priv.-Doz. Dr. D. Singer, Priv.-Doz. Dr. J. Strotmann und Dr. J. Böhler herzlich bedanken.

Würzburg im September 2006 Prof. Dr. med. Franz Kehl

Inhaltverzeichnis

Notfallmedizin Fragen und Antworten

Allgemeine Fragen zur Notfallmedizin

1 Welche Aussagen über Rettungsmittel sind richtig?

a) Der Krankentransportwagen (KTW) dient dem Transport von nicht vital gefährdeten Patienten.
b) Baby-Notarztwagen (NAW) müssen immer von einem Pädiater besetzt werden.
c) Der Rettungswagen (RTW) muss entsprechend der DIN-Norm ausgestattet sein.
d) Der NAW verfügt über die gleiche Ausstattung nach DIN wie ein RTW.
e) Ein Mehrzweckfahrzeug (MZF) muss nach RTW-DIN-Norm ausgestattet sein.

Antworten

a) **Richtig.** Aufgrund des geringen Platzangebotes und eingeschränkter notfallmedizinischer Ausstattung nach DIN ist ein KTW nicht zum Transport von vital gefährdeten Patienten geeignet.
b) **Falsch.** Häufig besetzen Pädiater den Baby-NAW. Jedoch kann ein Baby-NAW prinzipiell von jedem Notarzt besetzt werden.
c) **Richtig.** In Deutschland gilt derzeit die DIN EN 1789 Typ C.
d) **Richtig.** Ein NAW ist ein mit einem Notarzt besetzter Rettungswagen (RTW).
e) **Falsch.** Zwar wird ein MZF auch in der Notfallrettung eingesetzt und ist nach DIN EN 1789 auszustatten, allerdings gilt hier der Typ B. Im Wesentlichen besteht die konkrete Mindestausstattung aus Trage, einer Sauerstoffanlage, Absaugpumpe, einer tragbaren Notfallausrüstung inklusive EKG-Monitor sowie Verbandmaterial. Weiteres medizinisches Gerät ist eine freiwillige Leistung des Rettungsdienstträgers oder aufgrund örtlicher Regelungen vorhanden und variiert daher stark.

2 Welche Aussagen über Rettungshubschrauber (RTH) sind richtig?

a) Sie dürfen nachts nicht fliegen.
b) Sie werden im Primärtransport eingesetzt.
c) Sie werden in Deutschland mit dem Namen »Christian« versehen.
d) Sie kommen meist für den schnellen Transport von akut vital gefährdeten Patienten zum Einsatz.
e) Sie werden unter anderem vom ADAC gestellt.

Antworten

a) **Falsch.** Zwar werden die meisten Rettungshubschrauber (RTH) nur bei Tageslicht eingesetzt, es gibt jedoch auch Modelle, die zum Nachtflug geeignet und zugelassen sind (z. B. die EC 145 in München).
b) **Richtig.** Die wichtigsten Stärken des RTH sind der schnelle Transport des Arztes zum Patienten mit großem Einsatzradius (ländliches Gebiet), der notwendige Transport in weiter entfernt liegende Spezialkliniken, der erschütterungsarme Transport, die Patientenversorgung im schwierigen Gelände (Berg-, Inselrettung) und Unabhängigkeit von Verkehrsverhältnissen (Staus). Die Verlegung von Klinikpatienten wird hingegen als Sekundärtransport bezeichnet. Hierfür kommen vor allem Intensivtransporthubschrauber (ITH) zum Einsatz.
c) **Falsch.** Die RTHs heißen in Deutschland »Christoph«.
d) **Falsch.** In den meisten RTHs ist eine intensive Patientenversorgung aufgrund des äußerst begrenzten Platzangebotes nicht möglich. In besonderen Situationen (z. B. bei schwersten Verbrennungen) ist ausnahmsweise auch ein Transport bei vital gefährdeten Patienten indiziert (in diesem Fall in die nächste Verbrennungsklinik).
e) **Richtig.** Außer vom ADAC werden RTHs auch vom Bundesministerium des Innern (BMI), der Deutschen Rettungsflugwacht (DRF) gestellt.

3 Welche Aussagen zum Leitenden Notarzt (LNA) sind richtig?

a) Der LNA kann an der Unfallstelle auch ärztlich tätig werden.
b) Der LNA ist in allen medizinischen Fragen an der Einsatzstelle weisungsbefugt.
c) Der LNA koordiniert das rettungsdienstliche Personal auch in Bezug auf organisatorische Rettung.
d) Ein LNA wird vom Innenminister des jeweiligen Bundeslandes offiziell berufen.
e) Der LNA koordiniert primär die notärztliche und rettungsdienstliche medizinische Versorgung am Unfallort.

Antworten

a) **Richtig.** Dies ist allerdings nicht die primäre Aufgabe eines LNA. Seine primären Aufgaben umfassen:
   1. Feststellung und Beurteilung der Lage aus medizinischer Sicht (Lagebeurteilung, Art des Schadens, Art der Verletzungen/Erkrankungen, Anzahl Verletzter/Erkrankter, Intensität/Ausmaß der Schädigung, Zusatzgefährdungen, Schadensentwicklung, Befreiung aus Zwangslagen, Anzahl der benötigten Kräfte, insbesondere Ärzte, Bedarf an Verbandmaterial, Medikamenten und medizinischem Gerät, notwendige Transportkapazität, stationäre und ambulante Behandlungskapazität).
   2. Feststellung des Schwerpunktes und der Art des medizinischen Einsatzes (Sichtung, medizinische Versorgung, Transport).
   3. Festlegung der Behandlungs- und Transportprioritäten, der medizinischen Versorgung, Delegation medizinischer Aufgaben, Festlegung der Transportmittel und Transportziele.

b) **Richtig.**
c) **Falsch.** Die Organisation der Rettungstaktik übernimmt der Organisationsleiter des Rettungsdiensts.
d) **Richtig.**
e) **Richtig.** Siehe Antwort a.

4 Welche Aussagen zur Glasgow-Komaskala sind richtig?

a) Die Glasgow-Komaskala wurde erstmals von Hugo J. Glasgow 1946 in Boston beschrieben.
b) Sie soll so bald wie möglich bei jedem bewusstseinsgetrübten Notfallpatienten erhoben werden.
c) Sie darf nur vom Notarzt dokumentiert werden.
d) Sie testet die jeweils beste verbale, motorische und sensorische Reaktion auf Aufforderung bzw. Schmerzreiz.
e) Sie reicht von 0–15 Punkten.

Antworten

a) **Falsch.** Die Glasgow-Komaskala (engl. = Glasgow Coma Scale, GCS wurde 1974 von G. Teasdale und B. Jennett, Glasgow University, Department of Neurosurgery, Institute of Neurologic Sciences, beschrieben (Teasdale und Jennett 1974).
b) **Richtig.** Der GCS-Wert soll so bald wie möglich und in regelmäßigen Abständen erhoben werden, um etwaige Veränderungen ab Beginn der Behandlung dokumentieren zu können.
c) **Falsch.** Die GCS darf selbstverständlich auch vom Rettungsdienstpersonal erhoben werden, das häufig schon vor dem Notarzt eintrifft.
d) **Falsch.** Bei der GCS werden Augenöffnen auf Aufforderung, beste verbale Reaktion und beste motorische Reaktion getestet.
e) **Falsch.** Es werden für das Augenöffnen 1–4, für die beste verbale Reaktion 1–5 und für die beste motorische Reaktion 1–6 Punkte vergeben. Somit sind maximal 15, minimal 3 Punkte zu erreichen.

5 Die Glasgow-Komaskala ist die für die Präklinik am besten geeignete Einteilung der Bewusstseinsstörungen.

a) Sie ist in jedem Lebensalter anwendbar.
b) Die verbale Reaktion des Verletzten ist kein obligater Parameter zur Erhebung des GCS.
c) Der niedrigste Wert, der nach der GCS erreicht werden kann, ist fünf und entspricht einem tief bewusstlosen Patienten.
d) Eine Hemiparese kann durch die Erhebung des GCS-Wertes sicher erfasst werden.
e) Ein positiver Babinskireflex ist pathognomonisch für eine Schädigung des Kleinhirns.

Antworten

a) **Richtig.** Die GCS kann auch im Kindesalter angewendet werden. Jedoch muss bei Kindern unter 4 Jahren für die beste verbale Reaktion, der »Pediatric verbal score« angewendet werden (**Tab. 1**).

Tab. 1 Pediatric Verbal Score.

Verbale Reaktion	Punktzahl
Spricht geeignete Worte, fixiert, lächelt, folgt mit den Augen	5
Schreit, aber lässt sich trösten	4
Ständig ärgerlich gereizt	3
Unruhig, agitiert	2
Keine Reaktion	1

b) **Falsch.** Die zu erhebenden Parameter sind in **Tab. 2** dargestellt.

Tab. 2. Die Glasgow-Komaskala (GCS).

Augen öffnen	
Spontan	4
Auf Aufforderung	3
Auf Schmerzreiz	2
Keine Reaktion	1
Beste verbale Reaktion	
Konversationsfähig orientiert	5
Desorientiert	4
Inadäquate Äußerung (Wortsalat)	3
Unverständliche Laute	2
Keine	1
Beste motorische Reaktion	
Auf Aufforderung	6
Auf Schmerzreiz gezielt	5
Normale Beugeabwehr	4
Beugesynergismen	3
Strecksynergismen	2
Keine	1

c) **Falsch.** Der niedrigste Wert der GCS ist 3 und entspricht einem tief bewusstlosen Patienten. (Merke: »Auch ein Toter hat einen GCS von 3!«).

d) **Falsch.** Die motorische Reaktion wird im GCS nicht seitengetrennt erfasst.

e) **Falsch.** Der Babinskireflex ist bei Säuglingen bis zu 1 Jahr physiologisch. Beim Erwachsenen weist er auf eine Schädigung der Pyramidenbahn (Tractus corticospinalis) hin.

6 Welche Aussagen sind richtig?

a) Eine Blickdeviation nach links kann Hinweis auf eine intrazerebrale Blutung auf derselben Seite sein.
b) Eine Pupillendifferenz kann ein Bulbustrauma als Ursache haben.
c) Bei einer Pupillendifferenz liegt die Schädigung im Bereich des Kleinhirns.
d) Eine Lähmung beider Beine und Sensibilitätsstörungen bis in Höhe des Bauchnabels weisen auf eine Schädigung in Höhe Th 8 hin.
e) Eine fehlende Bewusstseinsstörung schließt eine intrakranielle Raumforderung sicher aus.

Antworten

a) **Richtig.** Wenn der pathologische Prozess im Bereich des Großhirns liegt, »schaut der Patient seinen Herd an«. Bei pontinen Läsionen tritt eine Blickdeviation zur Gegenseite auf.
b) **Richtig.** Ein direktes Trauma kann eine weite, nicht lichtreagible Pupille auf der betroffenen Seite zur Folge haben.
c) **Falsch.** Eine einseitig weite Pupille deutet entweder auf eine direkte Schädigung des Kerngebiets des Nervus oculomotorius im Bereich des Mittelhirns oder auf eine Einklemmung dieses Nervens im Tentoriumschlitz (sog. Clivuskantensyndrom) hin, z. B. rasch auftretend bei einem sich entwickelnden Epiduralhämatom.
d) **Falsch.** Der Bauchnabel liegt im sensiblen Dermatom Th 10. Ein Ausfall der Hüftbeuger deutet auf eine Läsion im Bereich L 2, ein Ausfall des Quadrizeps im Bereich L 4 hin.
e) **Falsch.** Bei einer traumatischen Subarachnoidalblutung (SAB) kann es nach einer initialen Bewusstlosigkeit zu einer Besserung der Symptomatik für Stunden kommen, dem sogenannten »freien Intervall«. Innerhalb der ersten 6 Stunden werden ca. 60% der SAB symptomatisch. Wenn der Notarzt den Patienten im freien Intervall antrifft, so kann das Trauma unterschätzt werden. Dies führt immer wieder zu dramatischen Todesfällen auch im Krankenhaus, wenn keine Computertomographie durchgeführt wurde. (Cave: »Der hat ja nur eine Commotio«). Das freie Intervall tritt übrigens auch bei Epidural- und Kontusionsblutungen auf, daher bei jedem Schädelhirntrauma, aber auch bei spontaner zerebraler Symptomatik, immer daran denken!

7 Welche Aussagen zum Blutzucker sind richtig?

a) Ist keine Blutzuckermessung verfügbar, so ist beim komatösen Diabetiker die »blinde« intravenöse Glukoseapplikation kontraindiziert.
b) Die Blutzuckermessung sollte in der Präklinik nur ausnahmsweise zur Anwendung kommen.
c) Eine Störung des Blutzuckerspiegels kann neurologische Krankheitsbilder immitieren.
d) Bei einem Blutzuckerspiegel von 80 mg/dl ist eine Hypoglykämie als Ursache für eine Störung des Bewusstseins ausgeschlossen.
e) Das klinische Bild einer Hypoglykämie ist immer mit einem somnolenten oder komatösen Bewusstseinsstatus vergesellschaftet.

Antworten

a) **Falsch.** Die blinde Gabe von 10–20 ml Glukose (40%ig) kann bei einer Hypoglykämie sehr effektiv sein, beim hyperosmolaren Koma mit Blutzuckerwerten von über 400 mg/dl ändert sich der Blutglukosewert nur unwesentlich.
b) **Falsch.** Die Messung des Blutzuckers sollte routinemäßig bei jedem Notfallpatienten erfolgen, da Störungen des Blutzuckerspiegels eine Vielzahl anderer neurologischer und internistischer Krankheitsbilder immitieren können.
c) **Richtig.** Es können Krampfäquivalente auftreten, die mit epileptischen Anfällen verwechselt werden können. Eine Glukosesubstitution unterbleibt fälschlicherweise! Auch psychiatrische Störungen wie Aggressivität und starke innere Unruhe können auftreten.
d) **Falsch.** Beim schlecht eingestellen Diabetiker kann es bereits bei einem Blutglukosespiegel von 80 mg/dl zu Ausfallerscheinungen kommen (Normalwert: 80–110 mg/dl).
e) **Falsch.** Siehe Antwort c.

8 Was gilt für die Überwachung der Oxygenierung in der Präklinik?

a) Sie ist durch die Einführung der Pulsoxymetrie kein Problem.
b) Sie muss nach klinischen Kriterien erfolgen.
c) Eine pulsoxymetrisch gemessene Sauerstoffsättigung von 95% ist ein sicherer Indikator für eine ausreichende Oxygenierung des Blutes.
d) Eine Zyanose ist auch im hypovolämen Schock sichtbar.
e) Eine Zynanose ist auch im kardiogenen Schock zu erkennen.

Antworten

a) **Falsch.** Die Pulsoxymetrie unterliegt gerade in der Präklinik vielen störenden Einflussmöglichkeiten:
- Störungen der Perfusion durch Hypovolämie, Zentralisation, Kälte;
- Störungen durch Verschmutzung der Akren durch Blut, Schmutz, etc.;
- mechanische Irritationen durch Fahrzeugvibrationen auf dem Transport oder durch motorische Unruhe des Patienten.

b) **Richtig.** Da die Messergebnisse der Pulsoxymetrie nicht frei von technischen Störungen sind, ist vor allem auf die klinischen Zeichen des Sauerstoffmangels zu achten: Dyspnoe, erhöhte Atemfrequenz, Zyanose, Unruhe des Patienten.

c) **Falsch.** Bei der Vergiftung mit Kohlenmonoxid können durch erhöhte CO-Hb-Konzentration falsch hohe pulsoxymetrisch gemessene Sauerstoffsättigungen angezeigt werden. Ebenso führen hohe Met-Hb-Konzentrationen zu einer gemessenen Sauerstoffsättigung von 85%, unabhängig von der tatsächlichen Oxyhämoglobinsättigung.

d) **Falsch.** Im hypovolämen Schock, ist eine Zyanose schwer zu erkennen.

e) **Falsch.** Bei ausgeprägt zentralisierten Patienten kann diese leicht übersehen werden.

9 Welche Aussagen zur Elektrokardiographie sind richtig?

a) Die Elektrokardiographie im Notfall kann sicher eine Myokardischämie ausschließen.
b) Die Elektrokardiographie im Notfall ist eine einfache Untersuchungsmethode, um zwischen einer ventrikulären und supraventrikulären Tachykardie zu differenzieren.
c) Ein Notfall-EKG kann auch über die Defibrillatorpaddels abgeleitet werden.
d) Die Diagenose Herzinfarkt muss in der Präklinik eher klinisch und anamnestisch als durch die EKG-Diagnostik gestellt werden.
e) Die Differenzierung eines AV-Blocks (atrioventrikulärer Block) vom Typ Mobitz 1 oder 2 kann durch einen Blick auf den Monitorbildschirm getroffen werden.

Antworten

a) **Falsch.** Da nicht überall ein 12-Kanal-EKG verfügbar ist und Ischämiezeichen oft erst innerhalb einiger Minuten »reifen« müssen, können vor Ort nur in 22% der Fälle EKG-Veränderungen nachgewiesen werden.
b) **Falsch.** Bei tachykarden Rhythmusstörungen mit Frequenzen über 150/min kann die Differenzierung auf den in der Präklinik gebräuchlichen Monitoren schwierig sein.
c) **Richtig.** Die meisten heute eingesetzten EKG-Defibrillatoreinheiten bieten diese Möglichkeit, um beim Kammerflimmern ohne Zeitverlust reagieren zu können.
d) **Richtig.** Siehe Antwort a.
e) **Falsch.** Die Differenzierung kann in der Regel aufgrund der beschränkten Monitorgröße nur durch die Aufzeichnung eines langen Streifens erfolgen. Für die Therapie im Notarztdienst ist sie jedoch unerheblich.

10 Welche Aussagen zur Blutdruckmessung sind richtig?

a) Die palpatorische Messung des systolischen Blutdrucks ist für die Notfalldiagnostik ausreichend.
b) Ein tastbarer Radialispuls deutet auf einen systolischen Blutdruck von ≥ 70-80 mmHg hin.
c) Ein tastbarer Femoralispuls deutet auf einen systolischen Blutdruck von ≥ 60 bis 80 mmHg hin.
d) Der Carotispuls ist bis ca. 50 mmHg tastbar.
e) Ein erhöhter zentraler Venendruck (ZVD) lässt sich an gestauten Halsvenen, aber auch an den gestauten Venen unter der Zunge erkennen.

Antworten

a) **Richtig.** Außerdem ist die auskultatorische Messung des diastolischen Wertes im Notarztdienst aufgrund der hohen Umgebungsgeräusche erheblich eingeschränkt.
b) **Richtig.**
c) **Richtig.**
d) **Richtig.**
e) **Richtig.** Gerade bei adipösen Patienten ist die Füllung der Venen an der Unterseite der Zunge (Vv. apicis linguae medial der Plica fimbriata) die einzige Möglichkeit, einen erhöhten ZVD abzuschätzen.

11 Ziel der notfallmedizinischen Primärdiagnostik ist

a) eine möglichst genaue Differenzialdiagnostik, um eine möglichst geeignete Zielklinik auswählen zu können.
b) möglichst eng nach einem Schema vorzugehen, um keine bedrohliche Störung der Vitalfunktionen zu übersehen.
c) eine genaue Diagnose, da sonst keine kausale Therapie möglich ist.
d) den genauen Beginn der Symptome zu eruieren.
e) die Störungen der Vitalfunktionen zu ermitteln, die das Leben des Patienten unmittelbar bedrohen.

Antworten

a) **Richtig.** Gerade in der heutigen Zeit, in denen viele Kliniken nicht mehr das volle Spektrum der medizinischen Versorgung anbieten und Standardverfahren wie die akute Katheterintervention beim Myokardinfarkt nicht flächendeckend vorhanden sind, ist die Auswahl der geeigneten Zielklinik essenziell, um unnötigen Zeitverlust zu vermeiden.
b) **Richtig.** Ein strukturiertes Vorgehen vermeidet das Übersehen von Erkrankungen oder Verletzungen, wie z. B. Rippenfrakturen bei einer stark blutenden Kopfplatzwunde, da diese sofort ins Auge fällt und primär dramatisch aussieht. Bei einem Vorgehen z. B. nach dem ABCDE-Schema des ATLS-Programms (engl. = advanced trauma life support) werden solche Verletzungen nicht übersehen.
c) **Falsch.** Die Therapie des Notarztes ist in der Regel eine symptomatische, da die kausalen Ursachen oft nicht bekannt und eruierbar sind oder nicht beseitigt werden können, z. B. die Stenose in den Koronararterien.
d) **Richtig.** Beim Myokardinfarkt oder beim apoplektischen Insult ist der genaue Zeitpunkt für die Entscheidung für ein interventionelles Vorgehen entscheidend.
e) **Richtig.** Bei Patienten können verschiedene Vitalfunktionen gestört sein. Hierbei streng die Reihenfolge nach ABC-Schema beachten und respiratorische Insuffizienz vor kardiozirkulorischen Störungen beheben (»Die Hypoxie tötet schneller als der akute Blutverlust!«).

12 Welche Aussagen zur körperlichen Untersuchung im Notarztdienst sind richtig?

a) Die körperliche Untersuchung umfasst auch eine grobe neurologische Statuserhebung.
b) Sie kann im Notarztwagen extrem erschwert sein.
c) Bei den meisten notfallmedizinisch relevanten Krankheitsbildern ist sie die einzige Möglichkeit, zu einer Diagnose zu kommen.
d) Sie kann für den Notarzt gefährlich sein.
e) Sie umfasst die Palpation der Leistenpulse (Aneurysmadissektion).

Antworten

a) **Richtig.** Eine grobe neurologische Statuserhebung gehört zu einer strukturierten Untersuchung beim Notfallpatienten dazu.
b) **Richtig.** Unkooperative Patienten, Stress, Schutzbekleidung bei Motoradfahrern oder Arbeitsunfällen können die körperliche Untersuchung erheblich erschweren.
c) **Richtig.** Die Möglichkeiten der apparativen Diagnostik sind im Notarztdienst sehr begrenzt.
d) **Richtig.** Bei Drogenabhängigen können versteckte Spritzen und aggressives Verhalten eines plötzlich erwachenden Patienten für den Notarzt durchaus eine gefährliche Situation darstellen.
e) **Richtig.** Kann aufgrund einer ähnlichen Symptomatik eines dissoziierenden Aortenaneurysmas sonst leicht mit einem Myokardinfarkt verwechselt werden.

13 Wie kann eine Beschädigung der Windschutzscheibe bei einem Verkehrsunfall entstehen?

a) Sie kann durch einen nicht angeschnallten Fahrer zustande kommen.
b) Sie ist durch einen Fußgänger möglich.
c) Sie ist durch umherfliegende Teile möglich.
d) Sie ist indirekt durch Verwindungen der Karosserie möglich.
e) Sie kann aufgrund der massiven Bauweise der modernen Scheiben nur durch die Einwirkung eines anderen Fahrzeugs entstehen.

Antworten

a) **Richtig.** Wenn kein Airbag vorhanden ist und der Fahrer nicht angeschnallt ist.
b) **Richtig.** Wenn dieser vom Stoßfänger vorne erfasst wird und auf die Motorhaube und Windschutzscheibe geschleudert wird.
c) **Richtig.** Beispielsweise durch nicht korrekt befestigte Ladung oder umherfliegende Steine.
d) **Richtig.**
e) **Falsch.** Siehe a bis c.

14 Welches sind die Zeichen einer Herzinsuffizienz?

a) Kollabierte Halsvenen.
b) Prominente Venen an der Zungenunterseite.
c) Rasender, schwacher Puls.
d) Warme, trockene Extremitäten.
e) Expiratorisches Giemen.

Antworten

a) **Falsch.** Bei der Herzinsuffizienz sind die Halsvenen in der Regel gestaut und prominent.
b) **Richtig.**
c) **Richtig.**
d) **Falsch.** Diese Patienten sind in der Regel zentralisiert und haben feuchte kalte Extremitäten.
e) **Richtig.** An Asthma cardiale denken.

15 Welche Aussagen sind richtig?

a) Die Leichenschau muss unmittelbar vom Notarzt durchgeführt werden.
b) Die Abschätzung des Todeszeitpunkts anhand der Leichenstarre wird durch die Umgebungstemperatur nicht beeinflusst.
c) Bei verstorbenen Säuglingen und Kleinkindern ist immer eine Obduktion anzustreben.
d) Mit dem Ableben des Patienten erlischt die ärztliche Schweigepflicht.
e) Die Totenstarre tritt bereits nach einer Stunde auf.

Antworten

a) **Falsch.** Die Verpflichtung zur Leichenschau ist abhängig von der gesetzlichen Regelung der einzelnen Bundesländer: In Bayern sind nur die niedergelassenen Ärzte zur Leichenschau verpflichtet. Ist der niedergelassene Arzt jedoch als Notarzt tätig, so muss er auch die Leichenschau durchführen. In Bremen und Brandenburg sind auch die Notärzte zur Leichenschau verpflichtet. Daher sollte man sich unbedingt vor Beginn der Notarzttätigkeit über die gesetzlichen Regelungen informieren.
b) **Falsch.** Die Ausprägung der Leichenstarre ist temperaturabhängig. Je höher die Umgebungstemperatur, desto schneller die Ausbildung (vgl. **Tab. 3**).

Tab. 3. Zeitverlauf der Totenstarre [Stunden post mortem].

Beginn der Totenstarre	2–4
Beginn (i.d.R.) an der Kiefermuskulatur	Bis ca. 5
Wiederautreten nach Brechen	8–10
Volle Ausprägung	50–60
Gesamtdauer	70–80
Vollständige Lösung	> 80

c) **Richtig.** Gerade bei Kindern und Säuglingen sind traumatische Veränderungen äußerlich kaum erkennbar. Auch bei sorgfältiger Untersuchung ist es ohne Obduktion oft nicht möglich, zwischen einem plötzlichen Kindstod und Tod durch Kindesmisshandlung zu unterscheiden. Beim SIDS (sudden Infant death syndrome) gibt eine Obduktion Aufschluss über möglicherweise andere Todesursachen und kann unter Umständen die Eltern von Schuldgefühlen und Selbstvorwürfen befreien.

d) **Falsch.** Die ärztliche Schweigepflicht besteht nach dem Tode fort, auch bezüglich Todesart und Todesursache. Eine Weitergabe von Informationen ist daher zunächst nur gegenüber der Polizei, Gerichten oder der Staatsanwaltschaft möglich.

e) **Falsch.**

16 Für die Feststellung des Individualtodes gilt:

a) Zur Todesfeststellung müssen sichere Todeszeichen vorhanden sein.
b) Eine Hypothermie kann sichere Todeszeichen imitieren.
c) Weite, lichtstarre Pupillen sind ein sicheres Zeichen für eine irreversible Hirnschädigung.
d) Ist die Todesursache ungeklärt, so ist unmittelbar das Gesundheitsamt zu verständigen.
e) Hellrote Totenflecken sind ein Hinweis für eine Vergiftung mit Barbituraten.

Antworten

a) **Richtig.** Die Todesbescheinigung darf nur dann ausgestellt werden, wenn sichere Todeszeichen vorhanden sind. In einigen Formularen wird explizit danach gefragt. Bei einer erfolglosen Reanimation ohne bereits vorhandene sichere Todeszeichen muss unter Umständen eine spätere Leichenschau erfolgen, z. B. durch den Hausarzt. Hier empfiehlt sich eine telefonische Kontaktaufnahme unter Kollegen und ein klärendes Gespräch mit den Angehörigen, um Missverständnisse zu vermeiden.
b) **Richtig.** Die kältebedingte Starre der Muskulatur kann bei fehlender Übung mit einer beginnenden Totenstarre verwechselt werden.
c) **Falsch.** Weite, lichtstarre Pupillen erlauben im Notfall bei der Reanimation keine Aussage über die Prognose, da diese durch Medikamente (Suprarenin) oder durch Hypothermie verursacht sein können.
d) **Falsch.** Nur meldepflichtige Erkrankungen nach dem Bundesseuchengesetz müssen gemeldet werden. Die Meldung erfolgt an die Kriminalpolizei.
e) **Falsch.** Hellrote Leichenflecken weisen auf eine mögliche CO-Vergiftung hin, aber auch Kälte und Feuchtigkeit können hellere Livores zur Folge haben, jedoch nicht so deutlich ausgeprägt wie bei der CO-Vergiftung. Typisch für Barbiturate ist eine Blasenbildung.

Rettung

17 Welche Aussagen zur Kemmler-Zahl sind richtig?

a) Die Kemmler-Zahl klassifiziert Gefahrstoffe.
b) Sie gibt den genauen chemischen Inhaltsstoff an.
c) Bei Verdopplung einer Zahl weist sie auf eine zunehmende Gefahr hin.
d) Sie ist identisch mit der UN-Nummer.
e) Sie ist nur für gasförmige Stoffe gültig.

Antworten

a) **Richtig.** Die Kemmler-Zahl findet sich auf den orangen Warntafeln auf
Gefahrguttransportern. Der obere Abschnitt der Tafel gibt die Gefahrenklasse eines Stoffes an und auf welche Weise der Stoff gefährlich sein kann (**Tab. 4**).

Tab. 4. Bedeutung der Kemmler-Zahlen bei Gefahrgütern.

1	Gefahr einer Explosion
2	Gefahr des Entweichens von Gas
3	Entzündbarkeit von flüssigen oder gasförmigen Stoffen
4	Entzündbarkeit von festen Stoffen
5	Oxidierende (brandfördernde) Wirkung
6	Gefahr durch Giftigkeit oder Ansteckung
7	Gefahr durch Radioaktivität
8	Gefahr durch Ätzwirkung
9	Gefahr einer spontanen heftigen Reaktion
X	Reagiert auf gefährliche Weise mit Wasser
0	Ohne besondere Gefahr, Abschwächung der in der ersten Ziffer ausgewiesenen Gefahr

b) **Falsch**. Der chemische Stoffname geht aus der vierstelligen UN-Nummer hervor, die im unteren Abschnitt der orangen Warntafel verzeichnet ist.
c) **Richtig.** Eine Verdopplung der Kemmler-Zahl weist auf eine besondere Gefährdung durch den Stoff hin. Weiterhin kann die Zahl mit einem X kombiniert sein, was auf die gefährliche Reaktion mit Wasser hinweist.
d) **Falsch.** Die Kemmler-Zahl und die UN-Nummer ergänzen sich und sind beide zusammen auf der Warntafel an Gefahrgütern verzeichnet.
e) **Falsch.** Die Kemmler-Zahl ist für alle Gefahrgüter gültig.

18 Welche Aussagen zur technischen Rettung sind richtig?

a) Der Airbag eines verunfallten Fahrzeugs kann auch 15 Minuten nach dem Unfall noch auslösen.
b) Am ausgelösten Airbag besteht Verbrennungsgefahr.
c) Bei einem verunfallten PKW sollte unverzüglich der Zündschlüssel entfernt werden.
d) Bei einem Elektrounfall kann unverzüglich die Unglücksstelle betreten werden.
e) Vor der medizinischen Versorgung im Hoch- und Tiefbau brauchen keine weiteren Maßnahmen getroffen zu werden.

Antworten

a) **Richtig.** Da die Ladung des für die Airbagauslösung verwendeten Kondensators unter Umständen nur sehr langsam abgebaut wird, kann der Airbag auch noch nach einiger Zeit auslösen und so Helfer im Wirkungsbereich gefährden.
b) **Richtig.** Nach Auslösen des Airbags besteht am Lenkrad oder am Armaturenbrett noch bis zu 30 Minuten Verbrennungsgefahr durch die hohe Aktivierungshitze.
c) **Richtig.** Abschalten des Stroms durch Drehen des Zündschlüssels oder Abklemmen der Autobatterie vermindert die Brandgefahr. Abziehen des Schlüssels blockiert allerdings die Lenkung und behindert ein evtl. notwendiges Manövrieren des Fahrzeuges.
d) **Falsch.** Zunächst müssen umfangreiche Sicherungsmaßnahmen ergriffen werden, um sich selbst zu schützen: Anlage freischalten, Spannungsfreiheit sicherstellen, erden.
e) **Falsch.** Gerade bei der Bergung und Hilfeleistung von Unfallopfern im Hoch- und Tiefbau sind aus Eigenschutz und Vermeidung weiterer Schädigung des Verunfallten umfangreiche Sicherungsmaßnahmen durchzuführen, um z. B. ein Nachrutschen von Schüttmaterial oder Herunterfallen von geborstenen Bauteilen zu verhindern. Bei aller gebotenen Eile darf auf Sicherungsmaßnahmen nicht verzichtet werden (Cave: Silounfall, Grubenunglück).

Lagerung

19 Welche Aussagen zur Linksseitenlagerung bei Schwangeren sind richtig?

a) Die Linksseitenlage senkt vor allem die Nachlast.
b) Die Lagerung erhöht die rechtsventrikuläre Vorlast.
c) Die Dekompression der Aorta abdominalis ist die wichtigste Folge der Linksseitenlage.
d) Sie ist ab dem ersten Trimenon indiziert.
e) Die Linksseitenlage sollte durch Sauerstoffgabe begleitet werden.

Antworten

a) **Falsch.** Die Lagerung einer Schwangeren auf die linke Seite entlastet die Vena cava inferior vom Gewicht des schwangeren Uterus. Daher wird der Rückstrom des Blutes zum Herzen hin verbessert und somit die Vorlast erhöht. Die Lagerung hat keinen Einfluss auf die linksventrikuläre Nachlast.
b) **Richtig.** Durch die Dekompression der V. cava inferior wird die Vorlast erhöht.
c) **Falsch.** Beim Vena-cava-Kompressionssyndrom wird die Aorta als Hochdruckgefäß allenfalls gering komprimiert, dagegen wird die V. cava inferior drastisch eingeengt.
d) **Falsch.** Mit einem Vena-cava-Kompressionssyndrom muss man erst ab der 16. Schwangerschaftswoche rechnen, die Linksseitenlage ist also ab dem zweiten Trimenon indiziert. Im Rettungsdienst sollten Schwangere ab dem zweiten Trimenon prophylaktisch in dieser Lagerung transportiert werden.
e) **Richtig.** Um eine fetale Hypoxie durch ein evtl. geringeres Herzzeitvolumen auch in Linksseitenlage zu vermeiden, sollte allen schwangeren Patientinnen zusätzlich Sauerstoff gegeben werden.

Atemwegssicherung, Intubation und Beatmung

20 Die Sicherung der Sauerstoffversorgung bei Notfallpatienten kann erfolgen durch

a) Spontanatmung,
b) Masken-Beutel-Beatmung,
c) endotracheale Intubation,
d) supraglottische Atemwegshilfen,
e) Koniotomie.

Antworten

a) **Richtig.** Die Mehrzahl der Notfallpatienten atmet suffizient spontan. Hier ist die Applikation von Sauerstoff über eine Nasensonde oder eine Maske ausreichend.
b) **Richtig.** Die Beatmung mithilfe eines Beatmungsbeutels über eine dichtsitzende Beatmungsmaske ist eine schnell durchführbare Maßnahme, durch die bei Patienten mit insuffizienter Atmung eine ausreichende Oxygenierung zügig sichergestellt werden kann. Zu berücksichtigen ist allerdings, dass ein Aspirationsschutz in keiner Weise gegeben ist.
c) **Richtig.** Die endotracheale Intubation ist nach wie vor der Goldstandard für die Sicherung des Atemwegs. Allerdings ist sie auch die technisch anspruchsvollste Variante der Atemwegssicherung und muss unter elektiven Bedingungen trainiert werden.
d) **Richtig.** Zu den supraglottischen Atemwegshilfen gehören die Larynxmaske, der ösophageale Kombitubus und der Larynxtubus.
e) **Richtig.** Als Ultima Ratio kommt die chirurgische Sicherung des Atemwegs durch Koniotomie in Frage.

21 Welche Aussagen zur endotrachealen Intubation im Rettungsdienst sind richtig?

a) Ein Patient mit Atemstillstand muss in jedem Fall intubiert werden.
b) Durch die Intubation wird ein vollständiger Schutz vor endobronchialer Aspiration erreicht.
c) Vor dem ersten Intubationsversuch sollte eine Präoxygenierung erfolgen.
d) Rettungsassistenten dürfen grundsätzlich nicht intubieren.
e) Über den Endotrachealtubus können auch Medikamente appliziert werden.

Antworten

a) **Falsch.** Die endotracheale Intubation stellt zwar den Goldstandard zur Atemwegssicherung im Notfall dar, darf aber auf keinen Fall erzwungen werden. Im Vordergrund steht die adäquate Oxygenierung des Patienten, nicht die erfolgreiche Intubation. Patienten sterben nicht am fehlenden Tubus, sondern am fehlenden Sauerstoff! Daher sollten alternative Techniken der Atemwegssicherung (z. B. Larynxmaske) zur Verfügung stehen und der Umgang mit ihnen trainiert werden. Gegebenenfalls kann ein Patient auch unter Maskenbeatmung in die Klinik transportiert werden.
b) **Falsch.** Der geblockte Endotrachealtubus stellt zwar den sichersten Schutz vor bronchialer Aspiration dar, ausgeschlossen ist diese allerdings auch beim intubierten Patienten nicht.
c) **Richtig.** Nach Möglichkeit sollte vor dem ersten Intubationsversuch eine Präoxygenierung. durch eine Sauerstoffgabe über eine dichtsitzende Maske für 3–4 Minuten durchgeführt werden. Hierdurch erhöht sich die Sauerstoffreserve des Patienten erheblich und die Gefahr einer Hypoxie während der Intubation kann deutlich verringert werden. Ist die Atemtätigkeit des Notfallpatienten insuffizient, sollte der Patient vor dem Intubationsversuch über Maske von Hand beatmet werden. Cave: Gefahr der Aspiration!
d) **Falsch.** Die endotracheale Intubation ist eine Maßnahme, die der Notkompetenz unterliegt. Ist ärztliche Hilfe nicht rechtzeitig erreichbar und die Intubation des Patienten zur Abwehr einer Gefahr für Leben oder Gesundheit des Patienten dringend notwendig, so darf der Rettungsassistent eine Intubation ohne Verwendung von Muskelrelaxan-

zien im Rahmen der Notkompetenz durchführen. Voraussetzung ist der Grundsatz der Verhältnismässigkeit: Ist eine Beatmung auch mit Beatmungsbeutel und Maske möglich, darf der Rettungsassistent die gefährlichere Intubation nicht durchführen. Zudem muss er die Intubation erlernt haben und somit die sichere Durchführung gewährleisten können.

e) **Richtig.** So kann z. B. im Rahmen der kardiopulmonalen Reanimation Adrenalin (3 mg auf 10 ml NaCl-Lösung) endobronchial appliziert werden; allerdings ist die Wirkung nicht vorhersehebar und wird daher nicht mehr empfohlen. Es sollte immer versucht werden, eine intravenöse Zufuhr vorzunehmen. Als Alternative ist die intraossäre Gabe möglich.

22 Welche der folgenden Hilfsmittel sind zur Durchführung einer endotrachealen Intubation im Rettungsdienst notwendig?

a) Beatmungsbeutel und Beatmungsmaske,
b) Laryngoskop,
c) Absaugpumpe mit Absaugkatheter,
d) Führungsstab im Tubus,
e) Fixierungsmaterial.

Antworten

a) **Richtig.** Über eine Beatmungsmaske sollte ein spontan atmender Patient vor der Durchführung der endotrachealen Intubation mit reinem Sauerstoff möglichst 3–4 Minuten präoxygeniert werden, um eine ausreichende Sauerstoffreserve für die apnoeische Phase während der Intubation zu erzielen. Zudem kann, wenn der Intubationsversuch zunächst nicht gelingt, eine Zwischenbeatmung erfolgen, um Hypoxien zu vermeiden. Patienten mit Atemstillstand werden ohnehin zunächst mit Maske und Beutel beatmet.

b) **Richtig.** Nach adäquater Präoxygenierung des Patienten wird mithilfe des Laryngoskops der Kehlkopfeingang visualisiert. Das mit einem ausreichend großen Spatel versehene Laryngoskop wird in den rechten Mundwinkel eingeführt und die Zunge nach links verdrängt. Das Laryngoskop wird vorgeschoben, bis die Epiglottis einsehbar ist. Die Spatelspitze wird in die Plica glossoepiglottica eingeführt und die Epiglottis durch Zug ohne Hebelbewegung aufgestellt. Hierdurch wird der Larynxeingang freigegeben und die Stimmbänder sowie die Aryknorpel können identifiziert werden. Der Endotrachealtubus kann nun durch die Stimmbänder hindurch unter Sicht in die Trachea eingeführt werden. Während der Laryngoskopie ist der Patient apnoeisch! Ein entsprechendes Monitoring (insbesondere SpO_2) ist daher unabdingbar. Gelingt die Intubation nicht im ersten Versuch, sollte vor weiteren Intubationsversuchen zunächst eine Zwischenbeatmung erfolgen, um eine ausreichende Oxygenierung sicherzustellen.

c) **Richtig.** Aufgrund der Aspirationsgefährdung des in der Regel nicht nüchternen Notfallpatienten sollte eine Absaugpumpe mit großem Absaugkatheter zur Verfügung stehen, um Blut, Schleim und regurgitierten Mageninhalt umgehend absaugen zu können.

d) **Richtig.** Ein Führungsstab erleichtert die Platzierung des Tubus und sollte daher vorhanden sein.
e) **Richtig.** Nach Überprüfung der Tubuslage sollte der Endotrachealtubus mithilfe von Pflasterstreifen, einer Mullbinde oder speziellen Tubushalterungen sicher fixiert werden, da gerade bei der Umlagerung des Patienten oder während des Transportes die Gefahr einer Tubusdislokation sehr hoch ist.

23 Als sichere Zeichen der korrekten endotrachealen Lage eines Endotrachealtubus gelten:

a) Beschlagen der Tubusinnenwand.
b) CO_2-Eliminationskurve in der Kapnographie.
c) Atemgeräusche über beiden Lungen bei der Auskultation.
d) Platzierung unter Sicht auf die Stimmbänder.
e) Beobachtung von seitengleichen Thoraxexkursionen unter Beatmung.

Antworten

a) **Falsch.** Das Beschlagen der Innenwand des Endotrachealtubus durch feuchte Luft während der Exspiration ist ein unsicheres Zeichen und kann eine Tubusfehllage nicht ausschließen.
b) **Richtig.** Die Beobachtung einer CO_2-Eliminationskurve unter Beatmung gilt als sicheres Zeichen einer korrekten Tubuslage. Bei Patienten mit Herz-Kreislauf-Stillstand bzw. Low-output-Syndrom ist eine aussagekräftige Kapnometrie allerdings nur eingeschränkt möglich. Unter kardiopulmonaler Reanimation sind aber meist messbare CO_2-Werte vorhanden. Falsch positive Resultate durch kohlensäurehaltige Getränke im Magen (»Cola-Bauch«) sind eine Rarität. Die Kapnometrie ist im Rettungsdienst heute unabdingbar, da hier nicht selten in der endotrachealen Intubation Unerfahrene Patienten unter schwierigen Bedingungen intubieren müssen.
c) **Falsch.** Nach erfolgter Intubation muss in jedem Fall eine Auskultation erfolgen. Sinnvollerweise sollte zunächst über dem Epigastrium auskultiert werden, um eine ösophageale Fehllage des Tubus zu erkennen. Anschließend erfolgt die Auskultation der Lungen. Die Auskultation bietet allerdings nur eine eingeschränkte Sicherheit und kann eine Tubusfehllage nicht definitiv ausschließen.
d) **Richtig.** Die Platzierung des Tubus unter laryngoskopischer Sicht zwischen den Stimmbändern hindurch in die Trachea gilt als sicheres Zeichen einer erfolgreichen Intubation. Allerdings kann hierdurch eine endobronchiale Lage mit einseitiger Belüftung aufgrund zu tiefer Intubation nicht sicher ausgeschlossen werden. Sicherer ist die fiberoptische Überprüfung der Tubuslage, die allerdings im Rettungsdienst selten zur Verfügung steht.
e) **Falsch.** Seitengleiche Thoraxexkursionen sind ein unsicheres Zeichen.

24 Zu den alternativen Techniken der Atemwegssicherung im Notfall gehört die Larynxmaske (LMA). Beurteilen Sie die folgenden Aussagen:

a) Die LMA bietet einen zuverlässigen Schutz vor Aspiration.
b) Die LMA ist für Patienten mit schwierigen Atemwegsverhältnissen nicht geeignet.
c) Bei zu flacher Narkose kann ein Laryngospasmus die Beatmung unmöglich machen.
d) Überdruckbeatmung kann mit der LMA nicht eingesetzt werden.
e) Bei Frauen sollte die Größe 4, bei Männern die Größe 5 gewählt werden.

Antworten

a) **Falsch.** Die Larynxmaske bietet nur einen geringen Schutz vor pulmonaler Aspiration. Bei Patienten, die im Rahmen einer Elektivoperation eine LMA erhalten, ist eine Aspiration zwar selten (1,4–6,5 pro 10 000), allerdings stellt der Endotrachealtubus den höherwertigen Aspirationsschutz dar und bleibt deshalb der Goldstandard der Atemwegssicherung im Notfall.
b) **Falsch.** Das Gegenteil ist zutreffend. Ist aufgrund des schwierigen Atemwegs eine endotracheale Intubation nicht möglich, ist die LMA eine sinnvolle und schnell anwendbare Alternative. Ihre Anwendung hat daher Eingang in die Empfehlungen der »American Society of Anesthesiologists« zum Management des schwierigen Atemwegs gefunden. Sie kann mit etwas Übung ohne Hilfsmittel platziert werden und ermöglicht dann eine suffiziente Beatmung des Patienten.
c) **Richtig.** Ist der Patient nicht tief bewusstlos oder ist die Narkose nicht tief genug, kann es durch die LMA zu einem Laryngospasmus kommen, der eine Beatmung des Patienten unmöglich macht. Die Narkose muss umgehend vertieft werden, ggf. muss zur Durchbrechung des Laryngospasmus das schnell wirksame, depolarisierende Muskelrelaxans Succinylcholin (1–1,5 mg/kg i. v., im Notfall auch i. m.) verabreicht werden.
d) **Falsch.** Die Durchführung einer maschinellen Überdruckbeatmung bei korrekt platzierter LMA ist Standard und erhöht nicht das Risiko von Regurgitation und Aspiration.

e) **Richtig.** Die Größe der LMA wird an das Körpergewicht des Patienten angepasst. Hierbei ist im Notfall die Anwendung der Größe 4 (50–70 kg) bei Frauen und der Größe 5 (70–90 kg) bei Männern ein guter Anhaltspunkt.

25 Welche Aussagen zum ösophagotrachealen Doppelumentubus („Kombitubus") sind richtig?

a) Der Kombitubus kann nur mithilfe eines Laryngoskopes eingeführt werden.
b) Tracheale Lage der Tubusspitze ist Voraussetzung für eine suffiziente Beatmung.
c) Die Größe 37 F SA ist für alle Patienten mit einer Körpergröße von 120–180 cm geeignet.
d) Er sollte bei Patienten mit Gesichtsschädelverletzungen nicht eingesetzt werden.
e) Aktive Dekompression von Magensaft ist ein Vorteil des Kombitubus.

Antworten

a) **Falsch.** Besonderheit des Kombitubus ist, dass er sowohl mithilfe eines Laryngoskopes als auch blind eingeführt werden kann.
b) **Falsch.** Bei blinder Insertion liegt die Spitze des Tubus in 95% der Fälle im Ösophagus. Die Beatmung sollte daher zunächst über den längeren, blauen Tubus begonnen werden. Ist kein Beatmungsgeräusch über den Lungen auskultierbar, wird auf den kürzeren, durchsichtigen Tubus gewechselt und erneut auskultiert. In diesem Fall befindet sich die Tubusspitze in der Trachea.
c) **Richtig.** Der Kombitubus 37 F SA (»small adult«) kann bei einer Körpergröße von 120–180 cm eingesetzt werden. Bei Patienten größer als 180 cm kommt die Größe 41 F zum Einsatz.
d) **Falsch.** Gerade bei Patienten mit schwierigen Intubationsverhältnissen, insbesondere nach Trauma, ist der Kombitubus für die Sicherung des Atemwegs von hohem Wert. Zur Einführung muss der Kopf des Patienten nicht bewegt werden (Wirbelsäulentrauma), die Neutralposition ist optimal. Durch die Möglichkeit der blinden Insertion ist die Erfolgsrate auch in schwierigen Situationen extrem hoch. Zudem ist der Schutz vor Aspiration von Mageninhalt, Blut oder Erbrochenem sehr gut. Außerdem kann eine pharyngeale Blutung, z. B. bei Mittelgesichtsfrakturen, durch den oropharyngealen Ballon ggf. gestillt werden.
e) **Richtig.** Mithilfe eines Absaugkatheters kann bei ösophagealer Lage der Tubusspitze Mageninhalt durch das nicht zur Beatmung verwendete Lumen aktiv abgesaugt werden.

26 Welche Aussagen zur Krikothyreotomie (Koniotomie) im Notfall sind richtig?

a) Die Krikothyreotomie ist Ultima Ratio bei Versagen aller anderen Maßnahmen der Atemwegssicherung.
b) Sie wird mit deutlicher Überstreckung des Kopfes durchgeführt.
c) Sie erfolgt durch eine quere Hautinzision über der Krikothyroidmembran.
d) Durch erhebliche Blutungen kann sie kompliziert werden.
e) Sie ist mit der Komplikation einer Perforation der Trachealhinterwand behaftet.

Antworten

a) **Richtig.** Die Indikationsstellung für die Krikothyreotomie muss äußerst streng erfolgen. Erst wenn weder die endotracheale Intubation noch eine Maskenbeatmung oder der Einsatz einer supraglottischen Atemwegshilfe möglich ist, sollte die Maßnahme durchgeführt werden. Eine komplette Verlegung der Atemwege durch Ödeme, nicht erreichbare Fremdkörper oder nach Trauma können die Koniotomie notwendig machen.
b) **Richtig.** Zur erfolgreichen Koniotomie ist eine Hyperextension der Halswirbelsäule häufig notwendig. Dies ist bei Patienten mit Verletzungen der Halswirbelsäule problematisch.
c) **Richtig.** Durch eine 2–3 cm lange quere Hautinzision über der Krikothyroidmembran wird der Zugang zur Trachea vorbereitet. Alternativ kann auch ein Längsschnitt gewählt werden, bei dem die Blutungsgefahr geringer ist. Es können verschiedene kommerziell erhältliche perkutane Dilatationssets verwendet werden, wodurch die Hautinzision nur noch wenige Millimeter lang sein muss.
d) **Richtig.** Insbesondere bei Patienten mit einer Struma oder einer oberen Einflussstauung kann es zu erheblichen Blutungen im Operationsgebiet kommen.
e) **Richtig.** Die Perforation der Trachealhinterwand kann mit schweren Blutungen einhergehen. Wichtiger noch ist dabei, dass der eingelegte Tubus nicht endotracheal, sondern mediastinal zu liegen kommt und eine Beatmung unmöglich macht.

27 Welche Aussagen zur Beatmung eines Notfallpatienten sind richtig?

a) Die Beatmung kann bei Vorliegen eines Pneumothorax lebensbedrohlich sein.
b) Sie sollte grundsätzlich druckkontrolliert erfolgen.
c) Sie sollte möglichst mit einem positiv endexspiratorischen Druck (PEEP) von 5 cmH_2O erfolgen.
d) Sie sollte mit einem Atemzugvolumen von 10 ml/kg Körpergewicht erfolgen.
e) Sie sollte mit einem Sauerstoffgehalt von 50% (F_iO_2=0,5) erfolgen.

Antworten

a) **Richtig.** Kontrollierte Beatmung erfolgt mit Überdruck, der intrapulmonale Druck wird zu keinem Zeitpunkt des Beatmungszyklus negativ. Daher kann eine kontrollierte Beatmung einen Pneumothorax in einen Spannungspneumothorax mit konsekutiver Kreislaufdepression konvertieren. Bei Kreislaufinstabilität infolge einer begonnenen maschinellen Beatmung muss daher bei allen (Trauma-) Patienten an einen Spannungspneumothorax gedacht und ggf. eine Bülau-Drainage auch probatorisch angelegt werden.
b) **Falsch.** Die im Rettungsdienst eingesetzten robusten Respiratoren verfügen meist nur über den volumenkontrollierten, druckbegrenzten Modus. Druckkontrollierte Beatmung ist unter den Bedingungen der Präklinik nicht zu empfehlen, da aufgrund von Manipulationen am Patienten, Umlagerung etc. ein stabiles Atemminutenvolumen nicht zu gewährleisten ist.
c) **Richtig.** Ein PEEP von 5 cmH_2O verhindert den Kollaps von Alveolen und kann somit die pulmonale Gasaustauschfläche und damit die Oxygenierung des Patienten verbessern. Ein niedriger PEEP (bis 10 cmH_2O) vermindert nicht den venösen Rückfluss zum Herzen und kann somit auch z. B. bei Patienten mit Schädelhirntrauma eingesetzt werden, ohne dass der intrakranielle Druck steigt.
d) **Richtig.** Vermutlich sind bereits geringere Atemzugvolumina (5–8 ml/kg) ausreichend, um eine Hypoventilation zu vermeiden. Als initiale Einstellung am Respirator sind 10 ml/kg allerdings geeignet.
e) **Falsch.** Notfallpatienten sollten immer mit reinem Sauerstoff (F_iO_2=1,0) beatmet werden, um eine ausreichende Oxygenierung zu

garantieren. Eine Anpassung des Sauerstoffgehaltes kann im weiteren Verlauf in der Klinik erfolgen.

Gefäßzugänge

28 Welche Aussagen zum peripher-venösen Notfallzugang sind richtig?

a) Der peripher-venöse Notfallzugang gehört zu den obligaten ersten Schritten jeder Notfallbehandlung.
b) Er ist auch bei Notfallpatienten indiziert, die keiner akuten Pharmakotherapie bedürfen.
c) Er sollte möglichst proximal an der oberen Extremität platziert werden.
d) Er sollte immer indirekt positioniert werden.
e) Er sollte möglichst an der im Rettungswagen dem Notarzt zugewandten Seite gelegt werden.

Antworten

a) **Richtig.** Der peripher-venöse Notfallzugang ist Voraussetzung für Volumentherapie und eine adäquate Pharmakotherapie, neben der klinischen Untersuchung ist er obligat in der Notfallbehandlung und zur Medikamentenapplikation. Damit ist er Methode der Wahl und sollte möglichst sofort nach dem Basischeck erfolgen.
b) **Richtig.** Ein peripher-venöser Notfallzugang sollte auch bei absehbaren therapiebedürftigen Komplikationen und vor dem Transport in die Klinik gelegt werden. Nur in absoluten Ausnahmesituationen wird auf die Anlage eines venösen Zugangs verzichtet.
c) **Falsch.** Peripher-venöse Zugänge sollten primär möglichst distal an der oberen Extremität platziert werden. So bleibt im Falle einer Fehlpunktion die Möglichkeit einer erneuten Punktion weiter proximal. Bei umgekehrtem Vorgehen würde man den Austritt applizierter Substanzen an der Fehlpunktionsstelle riskieren. Außerdem werden bei später proximaler Punktion zunächst die »kaliberstarken« Venen geschont.
d) **Falsch.** Bei der Applikation peripher-venöser Zugänge unterscheidet man zwei Möglichkeiten: Erstens die direkte Punktion, bei der direkt auf der Vene durch die Haut gegangen und das Gefäß dann punktiert wird; zweitens die indirekte Punktion, bei der zunächst die Haut circa 0,5 cm distal bzw. seitlich der Vene punktiert wird und die Kanüle

dann subkutan im Winkel von 30 Grad in Richtung Vene vorgeschoben wird. Beide Zugangswege sind prinzipiell möglich.

e) **Richtig.** Peripher-venöse Zugänge sollten prinzipiell nicht an paretischen, verletzten, fehlgebildeten, vorgeschädigten (Dialyse-Shuntarm, Patienten mit Zustand nach Axilladissektion bzw. Lymphadenektomie oder Mastektomie) oder schmerzenden Extremitäten gelegt werden. Eine Applikation auf der dem Notarzt zugewandten Seite gewährleistet zudem einen schnellen Zugang.

29 Die für den peripher-venösen Notfallzugang verwendeten Kanülen

a) sind prinzipiell Stahlkanülen.
b) sind prinzipiell Venenverweilkanülen.
c) sollten bei Patienten mit Volumenmangelschock mindestens die Größe 16 G haben.
d) limitieren die Durchflussraten nach dem Hagen-Poiseuille-Gesetz.
e) sollten prinzipiell über eine separate Zuspritzmöglichkeit verfügen.

Antworten

a) **Falsch.** Heutzutage werden ausschließlich Kunststoffkanülen mit Stahlmandrins verwendet, die gefäßschonend sind und die Perforationsgefahr verringern.
b) **Richtig.** Einmalpunktionen haben heutzutage in der Notfallmedizin keinen Platz mehr; fixierte Venenverweilkanülen sichern auf Dauer den Applikationsweg für die Volumen- und Pharmakotherapie und ersparen dem Patienten (in den meisten Fällen) unangenehme Mehrfachpunktionen.
c) **Richtig.** Kanülen dieser Größe haben eine Durchflussrate von ca. 200 ml/min und bieten damit gute Bedingungen für eine schnelle und effiziente Volumentherapie. Patienten im Volumenmangelschock sollten daher mindestens 2 Kanülen der Größe 16 G erhalten.
d) **Richtig.** Das Hagen- Poiseuille-Gesetz besagt:

$$V = \left(\frac{\pi \times r^4}{8\eta \times l}\right) \times \left(p^1 - p^2\right) \times t$$

wobei V=Volumen, t=Zeit, p^1–p^2=Druckdifferenz, η=dynamische Viskosität, l=Länge und r=Radius. Somit ist die Durchflussrate auch abhängig vom Gefäß- bzw. Kanülendurchmesser.
e) **Richtig.**

30 Die zentralvenöse Notfallpunktion

a) der V. jugularis externa gilt als erste Wahl bei der Reanimation.
b) der V. femoralis erfolgt unmittelbar medial der A. femoralis.
c) der V. jugularis interna sollte der V. subclavia vorgezogen werden.
d) der V. subclavia gilt als«Goldstandard bei polytraumatisierten Patienten.
e) der V. femoralis ist auch bei Hypovolämie und kollabierten peripheren Venen möglich.

Antworten

a) **Richtig.** Die V. jugularis externa bietet zentralvenösen Zugängen mit einem Kanülendurchmesser bis 12 G Platz und die Einschwemmzeit für kardial wirksame Medikamente ist sehr kurz.
b) **Falsch.** Die Punktion erfolgt ca. 1 cm medial der A. femoralis unterhalb des Leistenbandes mit Stichrichtung schräg kranial (Merkwort: IVAN = **I**nnen liegt, **V**ene, **A**rterie, **N**erv).
c) **Falsch.** Anders als in der klinischen Situation ist in der Notfallmedizin präklinisch die V. subclavia der V. jugularis interna als Punktionsort vorzuziehen, da diese auch bei Hypovolämie durch bindegewebige Fixation punktier- und katheterisierbar bleibt.
d) **Richtig.** Durch die bindegewebige Fixation der V. subclavia bleibt diese auch bei ausgeprägter Hypovolämie offen. Ein weiterer Vorteil ist die mögliche Punktion ohne eine vorher notwendige spezielle Lagerung des Patienten. Das Risiko, einen Pneumothorax zu setzen, ist evtl. höher als bei der Punktion der V. jugularis interna, bei liegender Bülaudrainage auf gleicher Seite aber vernachlässigbar gering.
e) **Richtig.** Bindegewebige Adhäsionen in der Lacuna vasorum halten die V. femoralis offen und punktierbar.

31 Welche Aussagen zu zentralvenösen Kathetern sind richtig?

a) Zentralvenöse Katheter (ZVK) haben im Allgemeinen eine größere Durchflussrate als peripher-venöse Zugänge.
b) Sie haben nur wenige Indikationen in der Notfallmedizin.
c) Sie können eine Reihe von Spätkomplikationen nach sich ziehen, die eine Anwendung in der Notfallmedizin limitieren.
d) Sie können Herzrhythmusstörungen auslösen.
e) Sie sind aufgrund ihrer Sofortkomplikationen zweite Wahl.

Antworten

a) **Falsch.** ZVK haben im Allgemeinen in Abhängigkeit vom Hagen-Poiseuille-Gesetz (siehe Frage 29) eine geringere Durchflussrate als die peripher-venösen Zugänge. Bei einer Katheterlänge von 20 cm und einer Kathetergröße von 16 G ergibt sich zum Beispiel gerade einmal eine Durchflussrate von 40 ml/min, bei einer peripher-venösen Verweilkanüle gleichen Durchmessers sind es 200 ml/min. Eine Ausnahme sind die zentralvenösen Katheter (z. B. Shaldon-Katheter) mit großem Durchmesser.
b) **Richtig.** Hierzu gehören die frustrane Punktion peripherer Venen (z. B. bei Hypovolämie, Adipositas permagna), Schnellinfusionssysteme und Schrittmacherschleusen, Interhospitaltransfer und die kontinuierliche Titration hochwirksamer Substanzen (Katecholamine, Vasodilatantien).
c) **Falsch.** Häufige Spätkomplikationen, wie beispielsweise erhöhte Infektionsgefahr bis hin zur Kathetersepsis und erhöhtem Thromboserisiko, treten erst nach längerer Liegedauer des Katheters auf und sind somit keine limitierenden Faktoren für den ZVK-Einsatz in der Notfallmedizin. Mangelhafte sterile Bedingungen präklinisch können allerdings die spätere Komplikationsrate erhöhen.
d) **Richtig.** Bei intrakardialer Lage des ZVK können Arrhythmien ausgelöst werden.
e) **Richtig.** Es können zahlreiche Sofortkomplikationen auftreten (arterielle Fehlpunktion, Lungenparenchymverletzung, Pneumothorax). Deswegen sollte die Anlage eines ZVK immer zweite Wahl nach der peripheren Venenpunktion sein.

32 Welche Aussagen zu arteriellen Zugängen sind richtig?

a) Arterielle Zugänge sind in der Notfallmedizin nicht indiziert.
b) Sie sollten vor Benutzung immer mittels einer NaCl-Injektion auf ihre korrekte Lage überprüft werden.
c) Sie sollten an der nicht dominanten Hand gelegt werden.
d) Sie sollten bei jedem Patienten erst nach sorgfältiger Durchführung des Allen-Tests platziert werden.
e) Arterielle Zugänge, die aufgrund einer Fehlpunktion bei venöser Katheterisierung entstehen, sollten möglichst belassen werden.

Antworten

a) **Richtig.** Präklinisch gibt es praktisch keine Indikation für die Anlage eines arteriellen Zugangs. Ort der Anlage einer arteriellen Kanüle ist der Bereich des Schockraums, des Operationssaals und der Intensivtherapiestation. Beispiele sind der Interhospitaltransfer mit dem Intensivtransportwagen (ITW), Kreislaufinstabilität, rupturiertes Aortenaneurysma und absehbare Verschlechterung der kardiopulmonalen Situation.
b) **Falsch.** Arterielle Zugänge werden vor Benutzung sicher fixiert, evtl. an ein System zur intraarteriellen Blutdruckmessung angeschlossen und farbig mit rotem Verschluss und Beschriftung markiert. Niemals intraarterielle Injektion, sonst drohen Nekrosen!
c) **Richtig.**
d) **Falsch.** Der sogenannte Allen-Test wird nur bei bewusstseinsklaren Patienten durchgeführt. Mit ihm wird geprüft, ob die A. ulnaris allein eine ausreichende Perfusion der Hand nach Katheterisierung gewährleisten kann. Hierbei wird der Patient gebeten, nach manueller Kompression der A. ulnaris und A. radialis durch den Untersucher mehrfach einen Faustschluss durchzuführen. Dann wird isoliert die Kompression der A. ulnaris wieder aufgehoben. Sind die Finger der betroffenen Hand nach 5 Sekunden wieder rosig, ist von einer ausreichenden Perfusion der Hand durch die A. ulnaris allein auszugehen.
e) **Richtig.** Jede Klinik freut sich über die bereits bestehende Möglichkeit einer intravasalen Blutdruckmessung bzw. arteriellen Blutgasanalyse.

33 Die in der Notfallmedizin verwendeten intraossären Zugänge

a) entsprechen in ihrer Effektivität den peripher-venösen Zugängen.
b) sind Kanülen der Größe 16–18 G.
c) werden an der proximalen Tibiavorderseite mit Stichrichtung senkrecht zur Epiphysenfuge platziert.
d) erreichen den Markraum in circa 1–2 cm Tiefe.
e) führen in 5% der Fälle zu einer Osteomyelitis mit nachfolgender Wachstumsstörung.

Antworten

a) **Richtig.** Sowohl der Wirkungseintritt als auch die medikamentöse Wirkung über Intraossärnadeln applizierter Substanzen entsprechen der der peripher-venösen Applikation.
b) **Richtig.** Am besten verwendet man spezielle Knochenmarkskanülen mit Mandrin.
c) **Falsch.** Der Einstich erfolgt ca. 2 cm distal der Tuberositas tibiae an der proximalen Tibiavorderseite, die Stichrichtung ist aber senkrecht zur Hautoberfläche, die Nadelspitze zeigt von der Epiphysenfuge weg.
d) **Richtig.** Nach Durchstoßen der harten Kortikalis mit schraubenden und gleichzeitig drückenden Bewegungen spürt man einen federnden Wirderstandsverlust, dann lässt sich Knochenmark und Blut aspirieren.
e) **Falsch.** Eine Osteomyelitis tritt nur in 0,5% der Fälle auf, eine Wachstumsstörung ist als Komplikation der Intraossärnadel nicht beschrieben (keine Verletzung der Wachstumszone). Typische Komplikationen sind Knochenmarkembolien.

Notfallmedikamente und Infusionslösungen

34 Prüfen Sie die vorgeschlagenen Applikationswege der folgenden Notfallmedikamente auf ihre Richtigkeit:

a) Nitroglycerin: enterale Applikation.
b) Glucose 40%: subkutane Applikation.
c) Adrenalin: endobronchiale Applikation.
d) Theophyllin: inhalative Applikation.
e) Adenosin: intramuskuläre Applikation.

Antworten

a) **Falsch.** Nitrate werden im Notfall sublingual oder intravenös verabreicht. Die sublinguale Gabe kann als Spray oder durch Zerbeißen einer Kapsel erfolgen. Die enterale Gabe unterliegt einem großen First-Pass-Effekt und ist daher nicht geeignet.
b) **Falsch.** Glucose 40% ist eine stark hypertone Lösung. Eine subkutane bzw. paravenöse Injektion verursacht Gewebsnekrosen und muss vermieden werden.
c) **Falsch.** Die endobronchiale Gabe von Adrenalin wurde zwar lange Zeit bei der Reanimation propagiert, hat sich jedoch als unzuverlässig erwiesen, weswegen sie nicht mehr empfohlen wird. Die Gabe von Adrenalin wird intravenös oder und intraossär vorgenommen. In der Reanimationssituation sind die Lungenperfusion und die Ventilation im durch Herzdruckmassage erzeugten Minimalkreislauf nicht vorhersehbar und die Resorption endobronchial applizierten Adrenalins kann daher nicht zuverlässig vorausgesetzt werden. Außerdem wird eine eventuell verspätet stattfindende Resorption für häufig auftretende späte Tachykardien nach Wiederherstellung eines spontanen Kreislaufs verantwortlich gemacht.
d) **Falsch.** Theophyllin eignet sich nicht für die inhalative Anwendung. Es kann nur oral und intravenös verabreicht werden.
e) **Falsch.** Das körpereigene Nukleosid Adenosin wird zur Behandlung von Tachykardien eingesetzt. Da es eine ultrakurze Halbwertszeit (<5 Sekunden) besitzt, ist eine schnelle Bolus-Gabe über einen intravenösen Zugang notwendig.

35 Welche Anforderungen sollte ein Notfallmedikament im Idealfall erfüllen?

a) Kurze Plasmahalbwertszeit.
b) Schneller Wirkeintritt.
c) Einfache Lagerungsbedingungen.
d) Niedriger Preis.
e) Lange Wirkdauer.

Antworten

a) **Richtig.** Bei der Behandlung von akuten Notfällen geht es um dynamische Erkrankungsbilder, die sich schnell verändern können. Daher soll ein Notfallmedikament eine kurze Plasmahalbwertszeit aufweisen, damit die Wirkung auch schnell abklinken kann.
b) **Richtig.** Ein schneller Wirkeintritt ist selbstverständlich dabei wichtig.
c) **Richtig.** In der Notfallmedizin müssen Medikamente extreme Bedingungen aushalten. In den Rettungsfahrzeugen herrschen im Sommer Temperaturen bis zu 60 °C. Ein Kühlschrank ist nicht überall verfügbar.
d) **Richtig.** In Zeiten limitierter Geldmittel ist es notwendig, preisgünstige Medikamente vorzuhalten. Dieses Kriterium ist den anderen Kriterien in der Priorität nachgeordnet.
e) **Falsch.** Bei der Behandlung von akuten Notfällen geht es meist nicht um eine endgültige Einstellung, sondern um eine Erstversorgung bis zur endgültigen klinischen Diagnostik und Therapie. Aus Gründen der guten Steuerbarkeit empfiehlt es sich, nur Medikamente mit kurzer Wirkdauer zu verwenden.

36 Welche Aussagen zu kristallinen Infusionslösungen sind richtig?

a) Die 5%ige Glukoselösung ist plasmaisoton.
b) Bei Infusion größerer Mengen 0,9%iger Kochsalzlösung besteht die Gefahr einer Azidose.
c) Die Infusion von laktathaltigen Lösungen (z. B. Sterofundin) kann zu einer Infusionsalkalose führen.
d) Kaliumhaltige Vollelektrolytlösungen sind bei dialysepflichtiger Niereninsuffizienz kontraindiziert.
e) Die Infusion größerer Mengen kristalliner Lösungen kann zu einer Hypoproteinämie führen.

Antworten

a) **Falsch.** Die 5%ige Glukoselösung ist gering plasmahypoton. Da Glukose schnell in die Zellen aufgenommen und metabolisiert wird, bewirkt die Infusion von 5%iger Glukoselösung im Endeffekt die Zufuhr von freiem Wasser und begünstigt die Entstehung von Ödemen.
b) **Richtig.** Bei fast allen kristalloiden Lösungen fehlt das physiologische Bikarbonat. Sie besitzen aus galenischen Gründen einen sauren pH-Wert, bei dem Bikarbonat nicht stabil wäre und zu Kohlendioxid und Wasser zerfallen würde. Die Infusion größerer Mengen von isotoner Kochsalzlösung führt daher durch einen Verdünnungseffekt zu einer Dilutionsazidose. Besonders ausgeprägt ist dieser Effekt bei Infusionslösungen, die als Anion ausschließlich Chlorid enthalten.
c) **Richtig.** Bei Infusionslösungen, die verstoffwechselbare Anionen wie Laktat enthalten, kann die Dilutionsazidose bei intakter Leberfunktion innerhalb von Minuten ausgeglichen werden bzw. überschießend zu einer metabolischen Alkalose führen.
d) **Falsch.** Bei Dialysepatienten soll die übermäßige Zufuhr von Kalium vermieden werden. Die Verwendung von kaliumfreier Kochsalzlösung kann wie oben beschrieben zu einer Azidose führen, für die gerade diese Patienten prädisponiert sind. Die Infusion größerer Mengen 0,9%iger Kochsalzlösung bei Volumenbedarf ist daher zu vermeiden. Bei vor kurzem dialysierten Patienten ist der Serumkaliumspiegel evtl. erniedrigt und die Gabe von Vollelektrolytlösungen somit indiziert.

e) **Richtig.** Die Infusion aller kristallinen Lösungen kann über einen Verdünnungseffekt zu einer Hypoproteinämie führen. Der kolloidosmotische Druck sinkt, die Flüssigkeitsextravasation wird verstärkt.

37 Welche Aussagen zu Adrenalin sind richtig?

a) Adrenalin wirkt dosisabhängig an α- und β-adrenergen Rezeptoren.
b) Es steigert die Inotropie des Herzens.
c) Es senkt den myokardialen Sauerstoffverbrauch.
d) Bei der Reanimation sollte es alle 3–5 Minuten verabreicht werden.
e) Es hat bei Azidose eine abgeschwächte Wirkung.

Antworten

a) **Richtig.** Adrenalin wirkt in niedriger Dosierung (1–2 µg/min) bevorzugt an β-adrenergen Rezeptoren, in höherer Dosierung (>10 µg/min) überwiegt der α_1-mimetische Effekt. Dies ist letzlich bei einer Reanimation mit Dosen von 10 µg/kg Körpergewicht das entscheidende Wirkprinzip.
b) **Richtig.** Die Stimulierung von β_1-Rezeptoren führt zu positiver Inotropie, positiver Chronotropie, positiver Dromotropie und positiver Bathmotropie. Die Stimulation von α_1-Rezeptoren führt zur Vasokonstriktion.
c) **Falsch.** Adrenalin steigert die Hauptdeterminanten des myokardialen Sauerstoffverbrauchs: Kontraktilität, Herzfrequenz und Afterload (Inotropie, Chronotropie, Vasokonstriktion).
d) **Richtig.** Die Plasmahalbwertszeit von intravenös appliziertem Adrenalin beträgt nur wenige Minuten, deshalb sollte Adrenalin bei der Reanimation alle 3–5 Minuten verabreicht werden.
e) **Richtig.** Die Wirkung der Katecholamine ist pH-abhängig. Bei einem pH-Wert <7,2 kann die Wirkung abgeschwächt sein.

38 Welche Aussagen zu Dobutamin sind richtig?

a) Dobutamin ist ein synthetisches Dopaminderivat.
b) Es ist ein β-Sympathomimetikum.
c) Bei akuter Linksherzdekompensation ist es das Mittel der Wahl.
d) Bei Hypotonie (MAP<65 mmHg) ist es kontraindiziert.
e) Es besitzt eine geringere positive Chronotropie als Adrenalin.

Antworten

a) **Richtig.** Dobutamin ist ein synthetisches Dopaminderivat. Die klinisch verwendete Substanz ist ein Razemat aus zwei Enantiomeren (+ und -).
b) **Richtig.** Dobutamin wirkt in erster Linie β_1-mimetisch (+ Enantiomer), erst in höherer Dosierung kommt eine α-mimetische Wirkung (- Enantiomer) hinzu.
c) **Richtig.** Die β_1-vermittelte Inotropie ist bei akuter Linksherzdekompensation erwünscht. Die β_2-vermittelte periphere Vasodilatation bewirkt über eine Abnahme der Vor- und Nachlast eine Senkung des Auswurfwiderstands und des kardialen Füllungsdrucks. Bei arterieller Hypotonie sollte es entsprechend mit Noradrenalin kombiniert werden, um einen ausreichenden arteriellen Mitteldruck aufrechtzuerhalten.
d) **Richtig.** Dobutamin bewirkt über einen β_2-Effekt eine Vasodilatation. Deswegen ist die alleinige Gabe von Dobutamin bei Hypotonie (MAP<65 mmHg) kontraindiziert.
e) **Richtig.** Dobutamin bewirkt klinisch eine geringere positive Chronotropie als Adrenalin, wodurch auch der myokardiale Sauerstoffverbrauch weniger als bei Adrenalin gesteigert wird.

39 Welche Aussagen zu β-Rezeptorenblockern sind richtig?

a) β-Rezeptorenblocker sind bei der Notfallbehandlung des Myokardinfarkts indiziert.
b) Sie sind bei supraventrikulärer Tachykardie indiziert.
c) In der Schwangerschaft sind sie kontraindiziert.
d) Sie setzen eine Normovolämie voraus.
e) Sie können bei obstruktiven Atemwegserkrankungen eingesetzt werden.

Antworten

a) **Richtig.** Über die Herabsetzung der Herzfrequenz kommt es bei Gabe von β-Blockern zu einer Abnahme des myokardialen Sauerstoffverbrauchs. Dieser Effekt ist bei der Notfallbehandlung des Myokardinfarkts erwünscht. Jedoch ist äußerste Vorsicht geboten, da durch die negative inotrope Wirkung ein kardiogener Schock ausgelöst werden kann.
b) **Richtig.** Die negative Chronotropie der β-Blocker kann bei supraventrikulärer Tachykardie genutzt werden.
c) **Richtig.** In der Schwangerschaft sind β-Blocker kontraindiziert, da sie fetale Bradykardien bedingen können und über eine wehenauslösende Wirkung Fehlgeburten möglich sind.
d) **Richtig.** Eine β-Blockade bei Hypovolämie führt zu ausgeprägter Hypotonie, da die hierdurch bedingte reflektorische Tachykardie zur Aufrechterhaltung des Herzzeitvolumens durch die β-Blockertherapie gedämpft ist.
e) **Falsch.** Bei obstruktiven Atemwegserkrankungen kann es bei Blockade der β_2-Rezeptoren zu einer Bronchokonstriktion kommen und ein Asthmaanfall ausgelöst werden. Diese Gefahr besteht auch, wenngleich geringer, für die sogenannten kardioselektiven (β_1-selektiven) β-Blocker.

40 Welche Medikamente werden zur Notfalltherapie der hypertensiven Krise eingesetzt?

a) Nifedipin.
b) Nitroglycerin.
c) Urapidil.
d) Enalapril.
e) Clonidin.

Antworten

a) **Richtig.** Kalziumanatagonisten vom Nifedipin-Typ führen über die reversible Blockade transmembranärer Kalziumkanäle zu einer arteriellen Vasodilatation und zu einer raschen Senkung des arteriellen Blutdrucks. Durch eine schnelle Senkung des Blutdrucks und konsekutiver reflektorischer Tachykardie können allerdings Angina-Pectoris-Anfälle ausgelöst werden.
b) **Richtig.** Nitrate führen zu einer Vasodilatation am venösen, in höheren Dosen auch am arteriellen System. Bei sublingualer Gabe besitzt Nitroglycerin einen schnellen Wirkungseintritt und kann daher bei hypertensiver Krise eingesetzt werden. Bei intravenöser Gabe besteht auch hier die Gefahr der reflektorischen Tachykardie.
c) **Richtig.** Der peripher wirkende selektive α_1-Blocker Urapidil senkt den arteriellen Blutdruck innerhalb von Minuten. Durch eine zusätzliche zentrale Stimulation von 5-HT_{1A}-Rezeptoren im Hirnstamm wird der Sympathikotonus abgeschwächt, weshalb eine Reflextachykardie ausbleibt.
d) **Falsch.** Der ACE-Hemmer Enalapril (Enalapril-Maleat) in der oralen Darreichungsform ist ein Prodrug und muss in der Leber erst in seine aktive Form hydrolysiert werden. Der Wirkungseintrittt ist daher verzögert (1–2 Stunden), Enalapril ist somit nicht für die Notfalltherapie der hypertensiven Krise geeignet. Das zur intravenösen Gabe zur Verfügung stehende Enalaprilat dagegen ist für die Notfalltherapie geeignet, 0,625–1,25 mg als Kurzinfusion entfalten innerhalb von 15 Minuten ihre Wirkung mit einer maximalen Wirkung innerhalb von 1–4 Stunden.
e) **Richtig.** Clonidin bewirkt als zentraler α_2-Agonist über eine Sympathikolyse eine periphere Vasodilatation und damit die Senkung des arteriellen Blutdrucks. Es ist daher zur Behandlung der hypertensiven

Krise geeignet. Durch eine initiale Aktivierung von peripheren α_1-Rezeptoren kann es zu einem passageren Blutdruckanstieg kommen. Aufgrund dessen ist es nicht das Mittel der Wahl bei hypertensiver Krise.

41 Welche der folgenden Analgetika sind für die Notfallbehandlung geeignet?

a) Paracetamol.
b) Metamizol.
c) Tramadol.
d) Fentanyl.
e) Morphin.

Antworten

a) **Falsch.** Paracetamol besitzt nur eine schwache analgetische aber eine gute antipyretische Wirkung, daher ist Paracetamol nicht für die Notfallbehandlung von Schmerzen geeignet, jedoch gut zur Fiebersenkung.
b) **Richtig.** Metamizol besitzt die stärkste analgetische Wirkung der Nicht-Opioid-Analgetika. Die spasmolytische Wirkung macht es zum Mittel der Wahl bei Kolikschmerzen. Als Nebenwirkung können schwere allergische Reaktionen und selten eine Agranulozytose auftreten.
c) **Falsch.** Tramadol ist ein schwach wirksames Opioid und unterliegt nicht der Betäubungsmittelverordnung. Deswegen wurde es gerne zur Analgesie vorgehalten. Die Zeit bis zum Wirkungseintritt beträgt 30 Minuten, es hat das höchste emetogene Potenzial aller Opioide. Vor allem wegen des langsamen Wirkungseintritts ist es nicht für die Notfalltherapie geeignet.
d) **Richtig.** Fentanyl ist ein stark wirksames Opioid. Die maximale Wirkung liegt nach 3 Minuten vor, die Wirkdauer beträgt 30 Minuten. Durch die gute Steuerbarkeit ist es das Mittel der Wahl zur Notfalltherapie starker Schmerzen. Es sollte titrierend (0,05 mg/ml, jeweils 1 ml) nach Bedarf dosiert werden. Als Nebenwirkungen können vor allem Atemdepression und Sedierung auftreten.
e) **Richtig.** Die Wirkung von Morphin setzt innerhalb von Minuten ein, das Wirkmaximum wird aber erst nach 15–20 Minuten erreicht. Morphin besitzt einen indirekten vasodilativen Effekt (Histaminliberation) und kann durch diesen Mechanismus zu einer Senkung der Vorlast bei akuter Herzinsuffizienz führen. Deswegen ist Morphin das Medikament der Wahl zur Analgesie bei Myokardinfarkt.

42 Welche der folgenden Nebenwirkungen sind bei der Notfalltherapie mit stark wirksamen Opioiden zu beachten?

a) Obstipation.
b) Atemdepression.
c) Übelkeit und Erbrechen.
d) Sedierung.
e) Blutdruckabfall.

Antworten

a) **Falsch.** Obstipation ist eine häufige Nebenwirkung der Langzeittherapie mit Opiaten. Im Notfall ist sie aber nicht relevant.
b) **Richtig.** Atemdepression kann schon bei geringer Überdosierung von Opiaten auftreten. Deswegen sollte immer eine Beatmungsmöglichkeit vorhanden sein.
c) **Richtig.** Übelkeit und Erbrechen sind typische Nebenwirkungen bei Opiattherapie.
d) **Richtig.** Stark wirksame Opiate besitzen eine sedierende Wirkung. Eine entsprechende Überwachung des Patienten ist erforderlich.
e) **Richtig.** Durch eine Dämpfung des Sympathikotonus kann es nach Gabe von stark wirksamen Opiaten zu einem Blutdruckabfall kommen.

43 Welche Aussagen zu Diazepam sind richtig?

a) Diazepam wirkt anxiolytisch.
b) Es bewirkt eine retrograde Amnesie.
c) Bei Krampfanfälllen ist es das Mittel der Wahl.
d) Es kann paradoxe Reaktionen bewirken.
e) Bei Myasthenia gravis ist Diazepam kontraindiziert.

Antworten

a) **Richtig.** Diazepam führt dosisabhängig von einer Anxiolyse über eine Sedierung bis hin zum Bewusstseinsverlust.
b) **Falsch.** Eine anterograde Amnesie setzt bereits in sedierender Dosierung ein. Eine retrograde Amnesie tritt nicht regelhaft bei der Verwendung von Benzodiazepinen auf. Einzelne Fallberichte für eine retrograde Amnesie von Midazolam waren durch eine systematische Studie nicht zu untermauern, für eine retrograde Amnesie wurde kein Anhalt gefunden (Bulach 2005).
c) **Richtig**. Diazepam besitzt eine gute antikonvulsive Wirkung, ist im Notfall schnell verfügbar und damit Mittel der Wahl bei einem Krampfanfall. Alternativ können auch die Benzodiazepine Midazolam und Clonazepam angewendet werden.
d) **Richtig.** Bei Gabe von Benzodiazepinen können vor allem bei älteren Menschen Erregungs- und Verwirrtheitszustände bis hin zu Aggressivität auftreten. Die Ursache ist bisher noch nicht bekannt.
e) **Richtig.** Benzodiazepine vermindern durch eine Hemmung polysynaptischer Rückenmarksreflexe den Muskeltonus. Da dies zu einer peripheren Atemdepression führen kann, dürfen Benzodiazepine bei Myasthenia gravis nicht eingesetzt werden.

44 Welche Aussagen zu Thiopental sind richtig?

a) Thiopental gehört zu den Mitteln der Wahl für eine präklinische Narkoseeinleitung.
b) Es bewirkt eine zentrale Atemdepression.
c) Bei erhöhtem intrazerebralem Druck (ICP) ist Thiopental kontraindiziert.
d) Es steigert das Herzzeitvolumen.
e) Es begünstigt einen Bronchospasmus.

Antworten

a) **Richtig.** Thiopental ist als Barbiturat ein schnell wirkendes Hypnotikum und gehört zu den Mitteln der Wahl für eine präklinische Narkoseeinleitung. Allerdings liegt Thiopental nur als Trockenpulver vor und muss unter Zeitverzögerung zubereitet werden.
b) **Richtig.** Thiopental bewirkt eine zentrale Atemdepression. Bei seiner Applikation muss immer eine Beatmungsmöglichkeit vorhanden sein.
c) **Falsch.** Thiopental senkt den zerebralen Stoffwechsel und den zerebralen Sauerstoffverbrauch sowie die Hirnperfusion und den intrazerebralen Druck (ICP). Es kommt zu einem Nulllinien-Elektroenzephalogramm (»Burst suppression«). Eine der Indikationen für Thiopental ist daher die Behandlung von erhöhtem Hirndruck. Allerdings muss ein ausreichender zerebraler Perfusionsdruck aufrechterhalten werden.
d) **Falsch.** Barbiturate erniedrigen das Herzzeitvolumen. Neben einer Vasodilatation haben sie einen direkten negativ inotropen Effekt.
e) **Richtig.** In einem flachen Narkosestadium können durch eine Hyperreagibilität der Atemwege ein Laryngo- und Bronchospasmus ausgelöst werden.

45 Welche Aussagen zu Ketamin sind richtig?

a) Ketamin ist bei einem nicht intubierten Patienten mit Schädelhirntrauma kontraindiziert.
b) Es blockiert die Schutzreflexe während der Narkose.
c) Es senkt den arteriellen Blutdruck.
d) Es kann intramuskulär verabreicht werden.
e) Es sollte mit Benzodiazepinen kombiniert werden.

Antworten

a) **Richtig.** Ketamin führt zu einer Zunahme der zerebralen Vasodilatation und damit des Hirndrucks aufgrund der dissoziativen Anästhesie mit Hypoventilation. Die Steigerung des Hirndrucks aufgrund der Hypoventilation kann durch kontrollierte Beatmung aufgehoben werden. In Kombination mit einer milden Hyperventilation ist Ketamin beim Schädelhirntrauma daher anwendbar, wenn der Patient intubiert ist und kontrolliert beatmet wird.
b) **Falsch.** In der dissoziativen Anästhesie unter Ketamin bleiben die Atmung und die Schutzreflexe wie Schluck- und Würgereflex erhalten.
c) **Falsch.** Ketamin führt über eine zentrale Sympathikusstimulation und damit einem indirekten sympathomimetischen Effekt zu einer Steigerung von Herzfrequenz und arteriellem Blutdruck.
d) **Richtig.** Da Ketamin intramuskulär verabreicht werden kann und die Atmung und Schutzreflexe erhalten bleiben, ist es das Mittel der Wahl für Patienten, bei denen aufgrund äußerer Umstände (z. B. Einklemmung) kein venöser Zugang angelegt werden kann.
e) **Richtig.** Psychotrope Effekte wie Halluzinationen und Alpträume sind unter Ketaminanästhesie häufig. Vor allem in der Aufwachphase treten diese auf. Die Vorweggabe von Benzodiazepinen kann diese Effekte abmildern. Dem als reinem S-Enantiomer vorliegenden Ketamin-S ist aufgrund der geringeren psychotropen Effekte der Vorzug zu geben.

46 Welche Komplikationen können bei einer präklinischen Narkose auftreten?

a) Arterielle Hypotonie.
b) Pulmonale Aspiration.
c) Bradykardie.
d) Hypoxämie.
e) Awareness.

Antworten

a) **Richtig.** Bis auf Ketamin führen alle Narkosemedikamente zu einer peripheren Vasodilatation und können zu schweren Hypotonien führen. Gerade bei hypovolämischen Traumapatienten muss daher die Dosis angepasst werden. Vasopressoren sollten bei der präklinischen Narkoseeinleitung bereit liegen.
b) **Richtig.** Bei Narkoseeinleitung kommt es zu einer zentralen Dämpfung und Ausschaltung der Schutzreflexe. Gerade Notfallpatienten sind immer als »nicht nüchtern« einzustufen und weisen eine große Aspirationsgefahr auf. Die Narkoseeinleitung geschieht als sogenannte Quick-Einleitung (Rapid Sequence Induction). Eine zielgerichtete Atemwegssicherung mit endotrachealer Intubation unter der Vermeidung einer Aspiration ist daher unerlässlich.
c) **Richtig.** Durch zentrale Dämpfung des Sympathikotonus kann es durch Narkoseeinleitung vor allem durch Gabe von Opiaten zu einer Bradykardie kommen. Cave: Eine Bradykardie im Rahmen einer Narkoseeinleitung kann auch Ausdruck einer Hypoxämie sein.
d) **Richtig.** Die Einleitung einer Narkose führt zu einer zentralen Atemdepression und Apnoe. Eine Beatmung ist daher notwendig.
e) **Richtig.** Notfallpatienten haben ein erhöhtes Risiko für Awareness. Aufgrund des kritischen Zustands der Patienten werden die Anästhetika eher sparsam verwendet, um die kardiozirkulatorischen Nebenwirkungen gering zu halten. Auf der anderen Seite führt das »Transporttrauma« zu einem erhöhten Narkosemittelbedarf. Zur rechtzeitigen Erkennung von Awareness-Zuständen sollte daher präklinisch auf eine Muskelrelaxation möglichst verzichtet werden.

Kardiopulmonale Reanimation

47 Welche Elemente gehören zur Rettungskette (Chain of Survival)?

a) Frühes Erkennen der Notfallsituation.
b) Frühzeitiger Notruf.
c) Frühzeitige Basisreanimation.
d) Frühzeitige Defibrillation.
e) Frühzeitige Durchführung erweiterter Maßnahmen.

Antworten

a) **Richtig.** Siehe **Abb. 1**.
b) **Richtig.** In allen Staaten der EU sowie in der Schweiz und Liechtenstein ist es möglich, über die Euronotrufnummer 112 einen Notruf abzugeben.
c) **Richtig.** Neben der Frühdefibrillation konnte als einziger unabhängiger Prädiktor für eine erhöhte Überlebenswahrscheinlichkeit nach außerklinischem Kreislaufstillstand die Laienreanimation identifiziert werden (Herlitz et al. 2003).
d) **Richtig.** Siehe Literaturliste am Ende des Buches (Cummins 1989, Bur et al. 2001).
e) **Richtig.** Zu den erweiterten Maßnahmen zählen die Defibrillation, die endotracheale Intubation und das Anlegen eines intravenösen Zugangs. Die Zeitintervalle ohne Thoraxkompression dürfen dabei durch die Durchführung dieser Maßnahmen nicht unnötig vergrößert werden, da ansonsten der Reanimationserfolg vermindert wird (Sato et al. 1997, Eftesol et al. 2002).

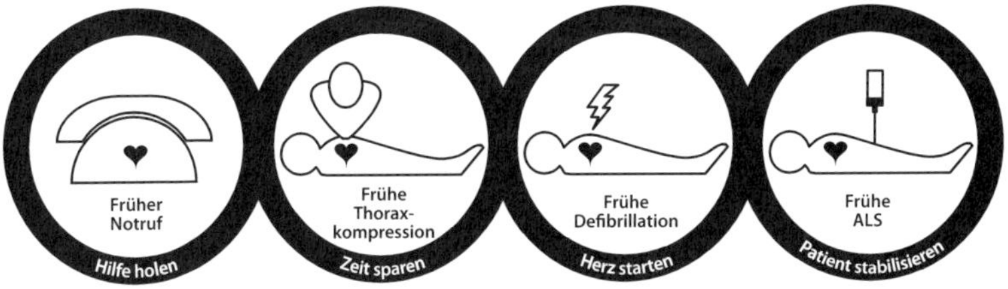

Abb. 1 Die Rettungskette (Chain of Suvival) nach dem »European Resuscitation Council«. (Resuscitation 67 1-189)

48 Welche Aussagen zur Thoraxkompression (Herzdruckmassage) bei den Basismaßnahmen der Reanimation sind richtig?

a) Der Druckpunkt befindet sich auf der unteren Hälfte des Sternums.
b) Die Frequenz beträgt 60–80 Herzdruckmassagen pro Minute.
c) Die Tiefe der Thoraxkompressionen sollte 4–5 cm sein.
d) Das Verhältnis von Thoraxkompression zu Beatmung ist immer 15:2.
e) Die Abfolge der Thoraxkompressionen muss während der Beatmung nicht unterbrochen werden.

Antworten

a) **Richtig.** Der Druckpunkt befindet sich in der Mitte des Thorax, in der Mitte der unteren Hälfte des Sternums. Ein Aufsuchen mittels der Dreifingermethode ist mit diesen Angaben nicht mehr notwendig.
b) **Falsch.** Die Druckfrequenz sollte 100 pro Minute betragen.
c) **Richtig.** Die Tiefe der Thoraxkompression sollte 4–5 cm betragen. Hierbei ist zu beachten, dass der Thorax komplett entlastet wird, sodass sich das Herz wieder gut füllen kann und der »Thoracic Pump Mechanism« zur Entfaltung kommt.
d) **Falsch.** Um die Unterbrechungen der Thoraxkompressionen und damit einen Abfall des Perfusionsdrucks zu verringen, wurde das Verhältnis von Thoraxkompression zu Beatmung auf 30:2 geändert.
e) **Falsch.** Sofern der Patient noch nicht intubiert ist, müssen die Thoraxkompressionen zur Beatmung unterbrochen werden, um eine Regurgitation und Aspiration von Mageninhalt zu vermeiden. Es ist strengstens darauf zu achten, dass die Unterbrechung der Thoraxkompression minimal ist. Eine gute Synchronisation von Beatmung und Thoraxkompression ermöglicht eine fast unterbrechungsfreie Abfolge der Thoraxkompressionen. Sobald die endotracheale Intubation durchgeführt worden ist, können die Thoraxkompressionen auch während der Beatmung weitergeführt werden und asynchron verabreicht werden.

49 Welche Aussagen zur Beatmung während einer Reanimation sind richtig?

a) Die Reanimation des Erwachsenen beginnt mit 2 Initialbeatmungen.
b) Die Insufflationsdauer des Atemhubs sollte 1 Sekunde dauern.
c) Das Atemzugvolumen sollte der Vitalkapazität entsprechen.
d) Die Beutel-Masken-Beatmung ist der Atemspende grundsätzlich vorzuziehen.
e) Die Atemspende stellt ein hohes Infektionsrisiko für den Helfer dar.

Antworten

a) **Falsch.** Herzkreislaufstillstände bei Erwachsenen haben in den meisten Fällen eine kardiale Ätiologie. Bei diesen Patienten ist die Lunge noch mit Raumluft gefüllt. Daher wird sofort mit der Thoraxkompression begonnen. Bei Kindern werden initial 2 Atemhübe gegeben.
b) **Richtig.**
c) **Falsch.** Um eine Luftinsufflation in den Magen zu verhindern, sollte das Atemzugvolumen beim nicht intubierten erwachsenen Patienten ca. 500 ml betragen.
d) **Richtig.** Die Beutel-Masken-Beatmung ist der Atemspende grundsätzlich vorzuziehen. Mit Hilfe der Beutel-Masken-Beatmung kann dem Patienten ohne Sauerstoffanschluss 21% Sauerstoff zugeführt werden, mit Sauerstoffzufuhr ca. 35% (10 l/min), mit Beutel und Reservoir bis 90% und mit Beutel und Demand-Ventil bis 100%. Bei der Atemspende ohne Hilfsmittel verringert sich der Sauerstoffanteil der expirierten Luft um die vom Helfer selbst verbrauchte Menge Sauerstoff, d. h. die insufflierte Luft enthält nur einen Sauerstoffanteil von 17%.
e) **Falsch.** Eine Infektionsübertragung vom Patienten auf den Helfer ist selbst bei HIV-Infizierten extrem selten. Anders verhält es sich bei Intoxikationen mit Kontaktgiften, bei denen es potenziell zu einer Schädigung des Helfers kommen kann.

50 Was ist vor Beginn einer Laienreanimation zu prüfen?

a) Bewusstsein.
b) Atmung.
c) Carotispuls.
d) Notfall-EKG.
e) Pupillenreaktion.

Antworten

a) **Richtig.** Gemäß den Richtlinien von ERC (European Resuscitation Council) und ILCOR (International Liaison Committee on Resuscitation) sind vor Beginn einer kardiopulmonalen Reanimation nur Bewusstsein und Atmung zu prüfen. Die Erhebung des Pupillenstatus, des Carotispulses sowie die Ableitung eines Notfall-EKGs entfallen sowohl für den Laien als auch für den professionellen Helfer.
b) **Richtig.** Siehe Antwort a.
c) **Falsch.** Die Prüfung des Carotispulses sowie die Rhythmusanalyse durch Ableitung eines Notfall-EKG wird im Rahmen des weiteren Verlaufs bei der Durchführung von ALS (Advanced Life Support), nicht aber des BLS (Basic Life Support), empfohlen. Das heißt, Reanimationsmaßnahmen werden eingeleitet, wenn das Bewusstsein ausgefallen und eine nicht regelmäßige Atmung vorliegt.
d) **Falsch.** Siehe Antwort c.
e) **Falsch.** Anhand der Pupillenreaktion und -weite können evtl. Aussagen über die Ätiologie, den Verlauf oder gar die Prognose eines Atemstillstands getroffen werden. Für den Verlauf und den Beginn der Reanimationsmaßnahmen bei der kardiopulmonalen Reanimation haben Pupillenreaktion und -weite keine große Bedeutung, da sie durch eine Vielzahl von Parametern (Medikamente, Körpertemperatur, ophtalmologische und neurologische Vorerkrankungen etc.) gestört sein können.

51 Bei der korrekten Durchführung der Reanimation

a) muss der Patient sofort intubiert werden.
b) wird Adrenalin bevorzugt endobronchial verabreicht.
c) sollte die Intubation nicht länger als 30 Sekunden dauern.
d) ist ein zentraler Venenkatheter erforderlich.
e) erfolgen abwechselnd 2 Beatmungen und 30 Thoraxkompressionen.

Antworten

a) **Falsch**. Maßnahmen der Basisreanimation haben Vorrang vor Maßnahmen der erweiterten Reanimation.
b) **Falsch.** Der bevorzugte Applikationsweg für Adrenalin ist intravenös. Alternativ kann Adrenalin intraossär gegeben werden. Die endobronchiale Gabe wird nicht mehr empfohlen.
c) **Richtig.** Gelingt die endotracheale Intubation nicht, sind Alternativen zur Etablierung eines Atemwegs (Larynxmaske oder Kombitube) oder die Beatmung mittels Gesichtsmaske vorrangig in Betracht zu ziehen.
d) **Falsch.** Aufgund mangelnder Durchflussraten und der nicht unkomplizierten Handhabung zentraler Venenkatheter gibt man der Anlage peripherer Venenverweilkanülen bei der Reanimation den Vorzug.
e) **Richtig.** Dies gilt, falls der Patient nicht endotracheal intubiert ist. Nach erfolgreicher endotrachealer Intubation wird auf eine Synchronisation von Beatmung und Thoraxkompression verzichtet, wenngleich die Frequenz von Beatmung und Thoraxkompression beibehalten wird.

52 Welche Aussagen zur Defibrillation sind richtig?

a) Die Defibrillation ist die Therapie der Wahl bei Kammerflimmern.
b) Sie wird in Dreierserien zu je 200–360 Joule durchgeführt.
c) Bei beobachtetem Kreislaufstillstand sollte sie sofort durchgeführt werden.
d) Im Idealfall führt sie zu einer Asystolie.
e) Sie kann biphasisch mit halber Energie erfolgen.

Antworten

a) **Richtig**.
b) **Falsch.** Nach den Richtlinen von ERC und ILCOR 2005 erfolgt bei Kammerflimmern oder pulsloser ventrikulärer Tachykardie eine einmalige Defibrillation, nach der unabhängig vom Defibrillationserfolg sofort die Thoraxkompressionen begonnen bzw. fortgeführt werden. Die gewählte Energie beträgt 360 Joule bei monophasischen und 150–360 Joule bei biphasischen Defibrillatoren.
c) **Richtig.** Ist bei beobachtetem Kreislaufstillstand ein Defibrillator verfügbar, wird bei Vorliegen von Kammerflimmern oder pulsloser ventrikulärer Tachykardie die sofortige Defibrillation empfohlen. Ansonsten wird immer die kardiopulmonale Reanimation (CRP) vor der Defibrillation durchgeführt (wichtige Änderung zu früheren Empfehlungen).
d) **Falsch.** Im Idealfall stellt sich ein Sinusrhythmus ein. Nicht selten tritt aber auch eine Asystolie auf, die dann nach dem Algorithmus der Asystolie (CPR plus Adrenalin) weiterbehandelt wird.
e) **Falsch.** Nur die initiale biphasische Defibrillation wird mit 150 Joule durchgeführt. Die weiteren Defibrillationen mit 150–360 Joule.

53 Welche Medikamente können zur Terminierung eines Kammerflimmerns eingesetzt werden, wenn ein Kammerflimmern trotz Defibrillation fortbesteht?

a) Adrenalin.
b) Metoprolol.
c) Amiodaron.
d) Lidocain.
e) Magnesium.

Antworten

a) **Falsch.** Eine antiarhythmische Wirkung besteht nicht und eine tachykarde Rhythmusstörung kann nicht terminiert werden. Allerdings wird die Gabe von Adrenalin zur Aufrechterhaltung eines ausreichenden Perfusionsdrucks auch bei Kammerflimmern empfohlen. Hierbei kommt hauptsächlich die α-mimetische Wirkung des Adrenalins und damit eine Vasokonstriktion während der Reanimation zum Tragen.

b) **Falsch.** Eine β-Blockade ist nicht in der Lage, ein Kammerflimmern zu konvertieren.

c) **Richtig.** Amiodaron ist das Mittel der Wahl für therapieresistentes Kammerflimmern. Es werden 300 mg i. v. verabreicht. Nebenwirkungen wie Thyreotoxizität sind sehr selten. Eine Wiederholungsgabe von 150 mg als Bolus, wenn die initiale Gabe unwirksam ist, und 40 mg/h Amiodaron kontinuierlich schließen sich an.

d) **Richtig.** Wenn kein Amiodaron verfügbar ist, kann alternativ Lidocain gegeben werden (1 mg/kg Körpergewicht, bis zu einer Maximaldosierung von 3 mg/kg Körpergewicht). Lidocain (auch Phenytoin) ist darüber hinaus bei Herzrhythmusstörungen infolge einer Digitalisintoxikation indiziert.

e) **Falsch.** Magnesium ebenso wie ein hochnormales Kalium kann zur Terminierung eines Kammerflimmerns beitragen, dieses aber nicht terminieren. Anders verhält es sich mit der »Torsades des Pointes«-Tachykardie, die durch Magnesium terminiert werden kann.

54 Nach Wiederherstellung eines suffizienten Kreislaufs nach Kammerflimmern

a) sollte eine Narkose eingeleitet werden.
b) sollten bewusstlose Erwachsene in eine milde Hypothermie versetzt werden.
c) sollte unverzüglich eine Thrombolyse durchgeführt werden.
d) sollten Muskelrelaxantien verabreicht werden.
e) sollte eine Klinik mit der Möglichkeit der intensivmedizinischen Überwachung des Patienten angefahren werden.

Antworten

a) **Richtig.**
b) **Richtig.** Angestrebte Körpertemperatur ist 32–34°C für 12–24 Stunden.
c) **Falsch.** Eine Thrombolyse soll in Erwägung gezogen werden, wenn es durch kardiopulmonale Reanimation nicht möglich ist, einen Spontankreislauf wiederherzustellen und eine thromboembolische Ursache für den Herz-Kreislauf-Stillstand angenommen wird.
d) **Falsch.** Muskelrelaxantien sollen nicht routinemäßig zur CPR angewendet werden.
e) **Richtig.**

55 Wann werden Reanimationsmaßnahmen beendet?

a) Bei tastbarem Carotispuls.
b) Bei regelmäßiger EKG-Kurve.
c) Bei Vorliegen sicherer Todeszeichen.
d) Bei weiten, lichtstarren Pupillen.
e) Bei Asystolie.

Antworten

a) **Richtig.** Gemeint ist natürlich der nachweisbare Carotispuls in einer Thoraxkompressionspause nach 3 Minuten kardiopulmonaler Reanimation zur Prüfung des spontanen Kreislaufs.
b) **Falsch.** Nur wenn eine elektromechanische Entkopplung ausgeschlossen ist.
c) **Richtig.** Livores, Rigor mortis und Autolyse (Fäulnis) sind die 3 sicheren Todeszeichen, von denen nur 1 vorliegen muss. Ein weiterer Grund sind offensichtlich nicht mit dem Leben vereinbare Verletzungen. Ebenso sollten Reanimationsmaßnahmen bei Patienten mit inkurablem malignem Grundleiden unterbleiben.
d) **Falsch.** Siehe Frage 37e.
e) **Falsch.** Eine Asystolie ist Auslöser der Reanimationsmaßnahmen. Bei über 30 Minuten fortbestehender Asystolie und unter Ausschluss der »4 HITS« ist ein Reanimationserfolg äußerst fraglich. Unter dem Merkwort »4 HITS« versteht man potenziell reversible Ursachen eines Herz-Kreislauf-Stillstands: die »4 Hs« sind Hypoxie, Hypovolämie, Hypothermie, Hyper- bzw. Hypokaliämie und metabolische Störungen. Zu den »4 HITS« zählen Herzbeuteltamponade, Intoxikation, Thromboembolie und Spannungspneumothorax.

56 Welche Aussagen zu Basisreanimationsmaßnahmen bei Kindern sind richtig?

a) Die Basisreanimationsmaßnahmen sind bis auf wenige Ausnahmen mit denen Erwachsener identisch.
b) Es werden im Verhältnis 2 Beatmungen zu 30 Herzdruckmassagen durchgeführt.
c) Basisreanimationsmaßnahmen sollten mit 5 Initialbeatmungen beginnen.
d) Basisreanimationsmaßnahmen sollten bei Säuglingen mit 2 Fingern ausgeführt werden.
e) Sie sollten bei Kindern mit einer Hand ausgeführt werden.

Antworten

a) **Richtig.** Um eine Vereinheitlichung zu erreichen, wurden die Basisreanimationsmaßnahmen denen Erwachsener angepasst.
b) **Richtig.**
c) **Richtig.** Die häufigsten Ursachen für kindliche Kreislaufstillstände sind hypoxisch bedingt. Es werden daher 5 probatorische Beatmungen durchgeführt, bevor mit der eigentlichen Reanimation begonnen wird.
d) **Richtig.**
e) **Richtig.**

57 Bei der korrekten Durchführung der Reanimation von Kindern

a) ist als erste Maßnahme die Intubation durchzuführen.
b) muss die Hypoxie mit einer Hyperventilation ausgeglichen werden.
c) wird für die Defibrillation eine Energie von 4 Joule/kg Körpergewicht empfohlen.
d) dürfen automatische Defibrillatoren nicht eingesetzt werden.
e) werden keine Medikamente eingesetzt.

Antworten

a) **Falsch.** Vor der Durchführung der endotrachealen Intubation müssen die Basismaßnahmen der kardiopulmonalen Reanimation durchgeführt werden.

b) **Falsch.** Eine Hyperventilation bei der Reanimation ist zu vermeiden. Zudem kann eine Hypoxie nicht durch Hyperventilation korrigiert werden.

c) **Richtig.** Nach ILCOR 2005 wird für den ersten Schock 2 Joule/kg Körpergewicht und ab dem zweiten eine Energie von 4 Joule/kg Körpergewicht angewendet, die ERC 2005 empfiehlt 4 Joule/kg Körpergewicht ab dem ersten Schock.

d) **Falsch.** Automatische externe Defibrillatoren dürfen auch bei Kindern eingesetzt werden, allerdings erst ab einem Lebensalter über 1 Jahr. Man sollte auf die Größe der geeigneten Paddles achten und den Kindermodus einstellen. Ist weder ein Kindermodus noch ein manueller Defibrillator vorhanden, wird mit dem Erwachsenenmodus gearbeitet. Der Durchmesser der Paddles bei Kindernmit einem Körpergewicht unter 10 kg soll 4,5 cm und bei einem Körpergewicht über 10 kg 8–12 cm betragen. Es sollten primär manuelle Defibrillatoren eingesetzt werden.

e) **Falsch.** Die Gabe von Adrenalin ist bei der Kinderreanimation indiziert. Es sollte in einer Dosis von 10 µg/kg Körpergewicht i. v. verabreicht und alle 3–5 Minuten wiederholt werden. Alternativ kann Adrenalin auch über einen intraossären Zugang gegeben werden. Die endobronchiale Gabe über den endotrachealen Tubus in 10-fach höherer Dosierung (100 µg/kg Körpergewicht) wird nicht mehr empfohlen.

Störungen der Vitalfunktionen

58 Eine Bewusstseinstörung kann eingeteilt werden in:

a) Benommenheit.
b) Somnolenz.
c) Sopor.
d) Koma.
e) Hirntod.

Antworten

a) **Richtig.** Benommenheit im Sinne einer verlangsamten und unpräzisen Reaktion kann als das mildeste Stadium einer Bewusstseinsstörung aufgefasst werden.
b) **Richtig.** Somnolenz wird definiert als Zustand der Schläfrigkeit, bei dem Reaktionen auf laute Ansprache oder mechanischen Reiz erhalten sind und einfache Aufforderungen befolgt werden.
c) **Richtig.** Sopor bezeichnet einen Zustand des Tiefschlafs, bei dem der Patient durch starke Reize kurzzeitig erweckbar ist und wenig koordiniert reagiert.
d) **Richtig.** Koma bezeichnet den Zustand der Bewusstlosigkeit, in dem der Patient nicht erweckbar ist und keine Reaktionen auf Schmerzreiz zeigt. Entsprechend einer zunehmenden Störung der Hirnstammreflexe, der motorischen Reaktion und der Atemregulation wird es weiter unterteilt in: 1. Dienzephales Syndrom, 2. Mittelhirnsyndrom, 3. Bulbärhirnsyndrom.
e) **Falsch.** Der Hirntod ist der Tod des Patienten und keine Bewusstseinsstörung.

59 Wodurch kann eine Bewusstlosigkeit bzw. eine Synkope bedingt sein?

a) Respiratorisch.
b) Kardiozirkulatorisch.
c) Primär zentral (hirnorganisch).
d) Metabolisch bzw. toxisch.
e) Vagovasal.

Antworten

a) **Richtig.** Primär respiratorische Störungen können über eine Hypoxie oder Hyperkapnie zu Störungen des Bewusstseins führen.

b) **Richtig.** Häufig ist eine kardiozirkulatorisch bedingte zerebrale Hypoperfusion Ursache einer Synkope oder Bewusstlosigkeit. Beispielsweise können tachy- oder bradykarde Herzrhythmusstörungen, Lungenembolien, Vitien oder ein Herz-Kreislauf-Stillstand zugrunde liegen.

c) **Richtig.** Primäre zerebrale Funktionsstörungen (Epilepsie, ischämischer Insult, intrazerebrale Blutungen, Tumore, Schädel-Hirn-Traumata, entzündliche Erkrankungen, Hirndrucksteigerung) können Ursache einer Bewusstseinsstörung sein.

d) **Richtig.** Neben Intoxikationen stellen metabolische Störungen (Hypo- oder Hyperglykämie, Hypo- oder Hyperthyreose, Störungen der Nebennierenfunktion, Leberversagen, Nierenversagen) häufige Ursachen einer Bewusstlosigkeit dar.

e) **Richtig.** Vagovasalen Synkopen liegt eine passagere Gefäßweitstellung zugrunde, die über eine Hypotonie mit relativem Volumenmangel zu einer zerebralen Minderperfusion führt. Auch Störungen der Orthostase können, durch einen relativen Volumenmangel zu Synkopen führen. Bei dehydrierten Patienten kann, ebenso wie bei massiven Blutungen, die Hypotomie durch einen absoluten Volumenmangel zur Bewusstlosigkeit führen.

60 Welche Aussagen zur Bewusstlosigkeit sind richtig?

a) Die Messung des Blutzuckerspiegels gehört zu den obligaten ersten diagnostischen Maßnahmen bei unklarer Bewusstlosigkeit.
b) Bewusstseinsstörungen sind im Rettungsdienst in der Regel kardial bedingt.
c) Die stabile Seitenlage hat in der modernen Notfallmedizin keinen Stellenwert mehr.
d) Vor dem Wiedererlangen des Bewusstseins sollten Patienten nicht transportiert werden.
e) Bei Bewusstlosen können Guedel-Tuben bedenkenlos eingesetzt werden.

Antworten

a) **Richtig.** Bei jedem Patienten mit Bewusstseinsstörungen, neurologischen Auffälligkeiten oder verändertem Verhalten ist der Blutzuckerspiegel zu testen!
b) **Falsch.** Bei unklarer Bewusstlosigkeit müssen stets kardiale, neurologische und metabolisch-toxische Differenzialdiagnosen in Erwägung gezogen werden.
c) **Falsch.** Bewusstlose Patienten werden prinzipiell in die stabile Seitenlage gebracht, falls keine weiteren Hilfsmittel zur Atemwegssicherung und zum Aspirationsschutz zur Verfügung stehen.
d) **Falsch.** Die Ursache einer Bewusstlosigkeit ist präklinisch häufig weder eruierbar noch therapierbar. Die Patienten werden nach Sicherung von Atemwegen, Oxygenierung und Ventilation sowie Stabilisierung des Herz-Kreislauf-Systems in eine geeignete Zielklinik transportiert.
e) **Falsch.** Gerade bei nicht tief komatösen Patienten kann das Einsetzen eines Guedel-Tubus zu Erbrechen führen.

61 Wodurch kann eine Hypoxämie bedingt sein?

a) Niedrige Sauerstoffkonzentration in der Inspirationsluft.
b) Hypoventilation.
c) Störungen der Atemmechanik und -regulation.
d) Ventilations-Perfusions-Mismatch.
e) Diffusionsstörungen.

Antworten

a) **Richtig.** Dies kann bedingt sein durch Verdrängung von Sauerstoff durch andere Gase (z. B. bei Ausströmen von CO_2 in geschlossenen Räumen), durch niedrige Sauerstoff-Partialdrücke in großer Höhe oder durch Einleitung hypoxischer Gasgemische in Beatmungsbeutel oder Respiratoren.
b) **Richtig.** Unzureichende Ventilation beispielsweise im Rahmen einer Opioidintoxikation oder nach Einleitung einer Anästhesie kann eine Hypoxämie bedingen.
c) **Richtig.** Störungen der Atemmechanik z. B. bei Thoraxtrauma können ebenso wie zentrale Störungen der Atemregulation zu einer unzureichenden Oxygenierung führen.
d) **Richtig.** Hämoglobin kann nicht oxygeniert werden, wenn ventilierte Lungenareale nicht perfundiert (Totraumbeatmung, z. B. bei Lungenembolie oder Herz-Kreislauf-Stillstand) oder perfundierte Lungenareale nicht ventiliert sind (z. B. nach Fremdkörperaspiration, bei Pneumothorax, intrapulmonale Shunts).
e) **Richtig.** Bei suffizienter Ventilation und Perfusion kann eine Störung der Diffusion von Sauerstoff aus der Alveole in die Kapillaren, wie sie z. B. beim kardialen oder toxischen Lungenödem auftritt, für eine Hypoxämie verantwortlich sein.

62 Welche Aussagen zu Störungen des respiratorischen Systems sind richtig?

a) Im Allgemeinen ist unter notfallmedizinischen Bedingungen bei einer partiellen arteriellen Sauerstoffsättigung von weniger als 90% von einer behandlungsbedürftigen Hypoxie bzw. Hypoxygenation des Patienten auszugehen.
b) Orthopnoe bezeichnet eine abgemilderte Form der Dyspnoe.
c) Die Atmung wird beim Menschen primär über den CO_2-Partialdruck reguliert.
d) Die inverse Atmung ist ein Hinweis auf eine Rippenserienfraktur.
e) Die Larynxmaske stellt den Goldstandard zur Atemwegssicherung bei respiratorisch insuffizienten Patienten dar.

Antworten

a) **Richtig.** Im Allgemeinen kann bei einer partiellen arteriellen Sauerstoffsättigung von mehr als 90% von einer ausreichenden Oxygenierung des Notfallpatienten ausgegangen werden, wenn eine Vergiftung mit Methämoglobinbildnern oder Kohlenmonoxid ausgeschlossen ist.
b) **Falsch.** Orthopnoe bezeichnet eine starke Dyspnoe, die sich meist unter Einsatz der Atemhilfsmuskulatur bessert. Sie kann z. B. bei Linksherzinsuffizienz oder Asthma bronchiale auftreten. Unter Dyspnoe versteht man das subjektive Gefühl der Atemnot bzw. einer vermehrten Atemarbeit.
c) **Richtig.** Bei Patienten mit chronisch erhöhter pCO_2 (respiratorische Globalinsuffizienz, z. B. bei COPD-Patienten) kann jedoch der Atemantrieb durch den Sauerstoffpartialdruck (pO_2) bestimmt sein. Cave: Erhöhung des pO_2 durch Sauerstoff-Insufflation kann zu einer Verminderung des Atemminutenvolumens mit weiterem konsekutivem pCO_2-Anstieg führen!
d) **Falsch.** Bei Rippenserienfrakturen kann eine paradoxe Atmung, d. h. eine Einziehung der Brustwand bei Inspiration, vorliegen. Unter inverser Atmung (auch Schaukelatmung) versteht man ein Atemmuster, welches bei Verschluss der oberen Atemwege auftritt. Die Zwerchfellexkursionen führen dabei zur Vorwölbung des Abdomens und zur Senkung des Thorax während der versuchten Inspiration und zur Senkung des Abdomens und Hebung des Thorax während

der versuchten Exspiration. Eine Ventilation findet aufgrund der Atemwegsobstruktion nicht statt.

e) **Falsch.** Goldstandard der Atemwegssicherung bei respiratorisch insuffizienten Patienten ist die endotracheale Intubation, da sie unter den verfügbaren Methoden den sichersten Schutz vor Aspiration gewährleistet. Ist eine endotracheale Intubation nicht möglich, kann die Oxygenierung des Patienten auch über Gesichtsmaske, Larynxmaske oder Kombitubus erfolgen.

63 Welche Aussagen zum Herz-Kreislauf-System sind richtig?

a) Störungen des Herz-Kreislauf-Systems gehören zu den häufigsten Todesursachen in Deutschland.
b) Die Wiederherstellung und Stabilisierung der Herz-Kreislauf-Funktion gehört zu den vordringlichsten Aufgaben des Notarztes.
c) Zur Überwachung der Herz-Kreislauf-Funktion steht in der modernen Notfallmedizin das gesamte Spektrum des intensivmedizinischen Monitorings zur Verfügung.
d) Das Herzzeitvolumen wird unter anderem durch Vor- und Nachlast bestimmt.
e) Die Autoregulation der Organperfusion versagt ab einem arteriellen Mitteldruck unter 50 mmHg.

Antworten

a) **Richtig.** Erkrankungen des Herz-Kreislauf-Systems sind die häufigste Todesursache in Deutschland.
b) **Richtig.** Freimachen und Freihalten der Atemwege, Beatmung und Wiederherstellung bzw. Stabilisierung der Herz-Kreislauf-Funktion sind die Kardinalaufgaben der Notfallmedizin.
c) **Falsch.** Neben der klinischen Intuition des Notarztes stützt sich das kardiozirkulatorische Monitoring auf die Blutdruckmessung nach Riva-Rocci, die kontinuierliche Ableitung eines 3- oder 12-Kanal-Monitor-EKGs, die Erfassung der Herzfrequenz und die Messung der partiellen arteriellen Sauerstoffsättigung.
d) **Richtig.** Determinanten des Herzzeitvolumens sind die Vorlast, die Nachlast, die Kontraktilität und die Herzfrequenz.
e) **Richtig.** Die Perfusion von Hirn, Herz und Nieren ist bei Blutdruckwerten zwischen 50 und 150 mmHg konstant. Unter- und oberhalb dieser Grenzen ist die Organperfusion proportional zum mittleren arteriellen Druck.

Spezielle kardiozirkulatorische und respiratorische Notfälle

64 Welche Aussagen zu folgendem Fallbeispiel sind richtig?

Sie werden als Notarzt zu einem 54 Jahre alten Mann gerufen, der über Schmerzen in der Brust klagt, die seit etwa 45 Minuten bestehen. Eine koronare Herzkrankheit ist anamnestisch bekannt. Der Blutdruck ist 150/90 mmHg, die Herzfrequenz 110/min. Der Patient ist kaltschweißig und klagt über Übelkeit. Das 12-Kanal-EKG zeigt einen Linkslagetyp mit normalem Sinusrhythmus, Zeichen einer akuten Ischämie (ST-Hebungen) sind nicht zu sehen.

a) Die Verdachtsdiagnose lautet »Akutes Koronarsyndrom«.
b) Da im EKG keine ST-Hebungen zu sehen sind, ist der Patient nicht akut lebensbedrohlich gefährdet.
c) Es sollte umgehend ein Troponin-Schnelltest durchgeführt werden.
d) Der Patient sollte Metamizol (Novalgin) i. v. zur Analgesie erhalten.
e) Da kein Herzinfarkt nachweisbar ist, kann der Patient zuhause bleiben.

Antworten

a) **Richtig.** Der Sammelbegriff »Akutes Koronarsyndrom« umfasst die lebensbedrohlichen Manifestationen der Koronaren Herzkrankheit (KHK): instabile Angina pectoris und akuter Myokardinfarkt.

b) **Falsch.** Obwohl eindeutige Infarktzeichen im EKG fehlen, kann es sich um einen akuten Myokardinfarkt handeln. Nicht-ST-Streckenhebungsinfarkte (NSTEMI) zeichnen sich durch fehlende spezifische EKG-Veränderungen und einen positiven Troponin-Schnelltest aus. Ist der Troponintest negativ, ist von einer instabilen Angina pectoris auszugehen. Sind ST-Streckenhebungen im EKG zu sehen, handelt es sich um einen ST-Streckenhebungsinfarkt (STEMI). Auch Patienten mit NSTEMI sind akut vital gefährdet!

c) **Richtig.** Ist die Durchführung eines Troponin-Schnelltests präklinisch möglich, so sollte er zur Sicherung der Diagnose akuter Myokardinfarkt durchgeführt werden.

d) **Falsch.** Metamizol ist zur Analgesie bei akutem Koronarsyndrom nicht ausreichend, hier sollten Opioide zur Anwendung kommen. Morphin

(2–10 mg i. v.) ist das Opiat der Wahl bei einem akuten Koronarsyndrom.

e) **Falsch.** Siehe Antwort b. Der Patient mit instabiler Angina pectoris oder NSTEMI ist akut vital gefährdet und muss unter Monitorüberwachung (EKG, Blutdruck, Pulsoxymetrie) mit Arztbegleitung in das nächste geeignete Krankenhaus eingewiesen werden.

65 Frühkomplikationen des akuten Myokardinfarktes sind:

a) ventrikuläre Extrasystolen/Tachykardien,
b) Arrhythmia absoluta (Vorhofflimmern),
c) kardiogener Schock,
d) Herzwandaneurysma,
e) Mitralinsuffizienz.

Antworten

a) **Richtig.** Polymorphe ventrikuläre Extrasystolen und ventrikuläre Tachyarrhythmien können als Warnarrhythmien einem Kammerflimmern vorausgehen. Allerdings kann Kammerflimmern auch ohne prodromale Arrhythmien auftreten.
b) **Richtig.** Die infarktbedingte absolute Arrhythmie gilt als prognostisch ungünstiges Zeichen.
c) **Richtig.** Sind mehr als 40% des linken Ventrikels infarziert, kommt es meist zur Ausbildung eines kardiogenen Schocks mit sehr hoher Letalität.
d) **Falsch.** Ein Herzwandaneurysma kann sich zwar als Folge eines Myokardinfarkts entwickeln, ist aber eine Spätkomplikation und im Rahmen eines akuten Myokardinfarkts von untergeordneter Bedeutung.
e) **Richtig.** Durch Dysfunktion oder Ruptur eines Papillarmuskels kann es zur Entwicklung einer akuten Mitralinsuffizienz kommen.

66 Was gehört zur medikamentösen Therapie des akuten Myokardinfarkts in der Prähospitalphase?

a) Unfraktioniertes Heparin.
b) β-Blocker.
c) Acetylsalizylsäure.
d) Kalziumantagonisten.
e) Nitrate.

Antworten

a) **Richtig.** Heparin wird in einer Dosierung von 60 IE/kg Körpergewicht (Maximal 4 000 IE) als Bolus appliziert. Beim STEMI verbessert Heparin in Kombination mit Acetylsalizylsäure die Prognose nicht, sofern kein Rekanalisierungsversuch durch Thrombolyse oder akute perkutane Intervention erfolgt. Die Prognose von Patienten mit instabiler Angina pectoris oder NSTEMI wird hingegen verbessert. Die Gabe des niedermolekularen Heparins Enoxaparin nach primärer Lysetherapie senkt die Inzidenz von Todesfällen, nichttödlichen Myokardinfarkten oder Notfallrevaskularisierungen im Vergleich zur Applikation von unfraktioniertem Heparin (Antman et al. 2006) und sollte gegenüber Heparin daher bevorzugt werden.

b) **Richtig.** β-Blocker verbessern die myokardiale Sauerstoffbilanz und haben antiarrhythmische Effekte. Daher wird die intravenöse Gabe eines β-Blockers (Atenolol, Esmolol oder Metoprolol) bei Patienten mit akutem Myokardinfarkt empfohlen. Die frühe intravenöse Gabe von Metoprolol senkte einer großen Studie mit 46 000 Patienten zufolge (COMMIT 2005) das Risiko von Reinfarkten und Kammerflimmern, erhöht allerdings das Risiko eines kardiogenen Schocks. β-Blocker werden also entsprechend vorsichtig und fraktioniert eingesetzt und Herzfrequenzen von unter 90/min angestrebt.

c) **Richtig.** Bei Verdacht auf akuten Myokardinfarkt senkt Acetylsalizylsäure die Frühletalität um ein Fünftel und halbiert das Risiko für einen nichttödlichen Reinfarkt und einen Schlaganfall. Initial sollte Acetylsalizylsäure in einer Dosierung von 250–500 mg i. v. als Bolus gegeben werden. Die Gabe sollte in einer Dosierung von 75–160 mg pro Tag p. o. als Dauermedikation weitergeführt werden.

d) **Falsch.** Der routinemäßige Einsatz der Kalziumantagonisten in der Prähospitalphase wird nicht empfohlen. Die Dihydropyridine wie

Nifedipin haben keinen positiven Einfluss auf das Outcome nach akutem Myokardinfarkt.

e) **Richtig.** Durch Verringerung der myokardialen Vorlast vermindern Nitrate den Sauerstoffverbrauch des Herzens, durch Verbesserung des koronaren Blutflusses erhöhen sie das Sauerstoffangebot an das Myokard und haben zudem eine antianginöse Wirkung. Ein systolischer Blutdruck von unter 100 mmHg ist eine Kontraindikation für den Einsatz von Nitraten! Es werden 1–2 Hübe Nitroglycerin als Spray oder 1 Kapsel (0,8 mg) sublingual verabreicht. Bei persistierender Schmerzsymptomatik kann eine intravenöse Dauerapplikation über eine Spritzenpumpe durchgeführt werden (Nitroglycerin 1–5 mg/h, Isosorbiddinitrat 2–10 mg/h).

67 Die prähospitale intravenöse Lysetherapie bei akutem Myokardinfarkt

a) setzt den Nachweis eines ST-Hebungsmyokardinfarktes im 12-Kanal-EKG voraus.
b) ist bei Zeichen des kardiogenen Schocks kontraindiziert.
c) sollte mit Urokinase durchgeführt werden.
d) sollte bei bekannter Blutungsdiathese unterbleiben.
e) ist in jedem Fall der schnellen perkutanen Koronarintervention in der Klinik überlegen.

Antworten

a) **Richtig.** Eindeutige Infarktzeichen im 12-Kanal EKG (ST-Hebungen) oder ein neu aufgetretener Linksschenkelblock sind absolute Voraussetzungen für die Durchführung einer präklinischen Lyse. Weitere Kriterien sind die typische klinische Infarktsymptomatik, Symptombeginn vor weniger als 3 Stunden und fehlende Kontraindikationen.
b) **Falsch.** Bei Patienten im kardiogenen Schock kann die Prognose nur durch eine schnelle Reperfusionstherapie positiv beeinflusst werden. Daher profitieren gerade diese Patienten von einer präklinischen Lyse.
c) **Falsch.** Urokinase spielt in der Lysetherapie heute praktisch keine Rolle mehr. Stattdessen kommen folgende Thrombolytika zum Einsatz: t-PA (100 mg, 15 mg als Bolus, danach 50 mg über 30 Minuten, anschließend 35 mg über 60 Minuten), Tenekteplase (0,5 mg/kg Körpergewicht als Bolus), Reteplase (2-mal 10 U im Abstand von 30 Minuten), Streptokinase (1,5 Mio. U in 30–60 Minuten).
d) **Richtig.** Die absoluten Kontraindikationen sind neben den bekannten Blutgerinnungsstörungen der apoplektische Insult (akut oder innerhalb der letzten 6 Monate), intrakranieller Tumor, zerebrale Aneurysmen, Verletzungen (insbesondere Schädel-Hirn-Trauma) oder größere Operationen innerhalb der letzten 3 Wochen, gastrointestinale Blutungen innerhalb des letzten Monats, dissezierendes Aortenaneurysma. Relative Kontraindikationen sind transitorische ischämische Attacke (TIA) in den letzten 6 Monaten, Schwangerschaft bzw. Entbindung innerhalb der letzten 7 Tage, nichtkomprimierbare Gefäßpunktionsstelle, therapierefraktärer Hypertonus, peptisches Ulkus, aktive bakterielle Endokarditis, Antikoagulanzientherapie (Marcoumar),

fortgeschrittene Lebererkrankung, Rippen- bzw. Sternumfraktur bei Reanimation, intramuskuläre Injektion vor weniger als 24 Stunden.

e) **Falsch.** Prinzipiell ist die perkutane koronare Akutintervention der Thrombolysetherapie überlegen. Die European Society of Cardiology empfiehlt die primäre perkutane Koronarintervention, wenn die Durchführung durch ein erfahrenen kardiologisches Team in weniger als 90 Minuten nach Erstkontakt mit dem Patienten möglich ist und bei allen Patienten, bei denen Kontraindikationen gegen die Lysetherapie bestehen. Allerdings sollte versucht werden, unter Berücksichtigung des klinischen Bildes und der organisatorischen Umstände für jeden Patienten individuell das optimale Reperfusionsverfahren auszuwählen. Generell ist auch die kombinierte Durchführung beider Verfahren im Sinne einer »Rescue-PCI« (PCI = perkutane Intervention) zu erwägen.

68 Welche Aussagen zum Lungenödem sind richtig?

a) Ein Lungenödem wird immer durch einen akuten Myokardinfarkt verursacht.
b) Es ist nur mithilfe einer echokardiographischen Untersuchung zu diagnostizieren.
c) Es kann mit CPAP (engl. = continuous positive airway pressure) behandelt werden.
d) Es wird nach dem Cotter-Schema behandelt.
e) Es sollte möglichst auch kausal behandelt werden.

Antworten

a) **Falsch.** Neben der Myokardischämie kommen auch andere kardiale (Aortenstenose bzw. -insuffizienz, Mitralstenose bzw. -insuffizienz, dilatative Kardiomyopathie) und nichtkardiale Ursachen in Frage (z. B. hypertensive Krise, Anaphylaxie, toxisches Lungenödem, Überwässerung bei Niereninsuffizienz, Eklampsie, Höhenlungenödem).
b) **Falsch.** Die Diagnose Lungenödem lässt sich rein klinisch stellen. Unabhängig von der zugrunde liegenden Ursache hat das Lungenödem eine typische Klinik mit Dyspnoe, Unruhe, Agitation, fahlem Hautkolorit, Zyanose, schaumigem Auswurf und den typischen, häufig schon ohne Stethoskop hörbaren feuchten Rasselgeräuschen.
c) **Richtig.** Ist die Sauerstoffgabe über Maske nicht ausreichend, um eine ausreichende Oxygenierung des Patienten sicherzustellen, sollte mithilfe einer dicht sitzenden Maske ein Versuch mit nichtinvasiver CPAP-Beatmung mit einem PEEP (engl. = positive end-expiratory pressure) von 5–15 mbar unternommen werden. Eine Alternative ist die nichtinvasive Überdruckbeatmung (NIV). Wichtig ist in jedem Fall eine optimale Führung des Patienten, da die dicht sitzende Beatmungsmaske subjektiv die Dyspnoe verstärken kann.
d) **Richtig.** Das Cotter-Schema umfasst die sitzende Lagerung, die Sauerstoffgabe (10 l O_2/min), die Applikation von Morphin (3 mg i. v.), Furosemid (40 mg i. v., ggf. wiederholen) und Isosorbiddinitrat (3 mg/5min). Zielkriterium ist eine Sauerstoffsättigung von 96%.
e) **Richtig.** Die zugrunde liegende Ursache muss behandelt werden, beispielsweise Reperfusionstherapie bei akutem Myokardinfarkt, Therapie einer Herzrhythmusstörung, Dialyse bei Überwässerung infolge Niereninsuffizienz.

69 Welche Aussagen zur akuten Aortendissektion sind richtig?

a) Die akute Aortendissektion präsentiert sich klinisch durch einen plötzlich einsetzenden massiven Thoraxschmerz.
b) Zeichen eines Myokardinfarkts im EKG schließen eine akute Aortendissektion aus.
c) Der Blutdruck sollte an beiden Armen und Beinen gemessen werden.
d) Auf eine Analgesie sollte verzichtet werden, um eine gefährliche Kreislaufdepression zu vermeiden.
e) Bei der Verdachtsdiagnose Aortendissektion sollte in jedem Fall schnellstmöglich das nächstgelegene Krankenhaus angefahren werden.

Antworten

a) **Richtig.** Plötzlich einsetzender, wandernder Thoraxschmerz, der als zerreißend oder schneidend geschildert wird, ist typisch für die akute Aortendissektion. Je nach Typ der Aortendissektion sind die Schmerzen vornehmlich retrosternal (meist bei Stanford A) oder im Rücken mit Ausstrahlung in den Abdominalbereich (Stanford A und B) lokalisiert.
b) **Falsch.** Die typischerweise ähnliche Schmerzsymptomatik legt häufig die Differenzialdiagnose Myokardinfarkt nahe. Allerdings kann es bei einer Aortendissektion zu einer Verlegung der Koronararterien mit konsekutiver Myokardischämie kommen. Weitere Komplikationen sind Aortenklappeninsuffizenz, Perikardtamponade und apoplektischer Insult durch Verlegung der Karotiden (Stanford A) sowie Niereninsuffizienz und Mesenterialinfarkt durch Verlegung der Nieren- und Mesenterialarterien (Stanford A und B).
c) **Richtig.** Eine Blutdruckdifferenz zwischen beiden Armen (Stanford A) oder Armen und Beinen (Stanford B) kann wegweisend für die Diagnose Aortendissektion sein.
d) **Falsch.** Schmerzbedingte Katecholaminausschüttung erhöht den Blutdruck und den myokardialen Sauerstoffverbrauch. Hierdurch steigt die Gefahr einer freien Ruptur der dissezierten Aorta bzw. einer komplizierenden Myokardischämie. Daher ist eine suffiziente Analgesie (z. B. Morphin) unabdingbar. Zusätzlich sollte der systolische Blutdruck, ggf. durch den Einsatz von Antihypertensiva (Esmolol, Urapidil) auf ca. 100–120 mmHg begrenzt werden.

e) **Falsch.** Einsatztaktisch ist der schnellstmögliche Transport in ein Herz-Thoraxchirurgisches Zentrum anzustreben, da nur dort die definitive Versorgung möglich ist.

70 Welche Aussagen zur akuten Extremitätenischämie sind richtig?

a) Eine akute Extremitätenischämie kann Folge eines Vorhofflimmerns sein.
b) Sie äußert sich klinisch durch die »6 P nach Pratt«.
c) Sie sollte durch Hochlagerung der betroffenen Extremität behandelt werden.
d) Sie sollte durch intramuskuläre Applikation von Analgetika (z. B. Morphin) behandelt werden.
e) Sie sollte durch aktive Wärmung der betroffenen Extremität behandelt werden.

Antworten

a) **Richtig.** Patienten mit chronischem Vorhofflimmern haben ein hohes Risiko der Bildung kardialer Thromben. Die Embolisierung eines solchen Thrombus kann einen peripheren Gefäßverschluss verursachen.
b) **Richtig.** Die »6 P nach Pratt« bezeichnen die typischen Symptome einer akuten Extremitätenischämie: Pain (Schmerz), Pulselessness (Pulslosigkeit), Palor (Blässe), Paraesthesia (Sensibilitätsstörungen), Paralysis (Lähmung) und Prostration (Erschöpfung, Schock). Zu beachten ist allerdings, dass nur 60% aller Patienten dieses typische Bild bieten.
c) **Falsch.** Durch Hochlagerung kann die Restdurchblutung in der betroffenen Extremität weiter verschlechtert werden. Daher sollte die Extremität flach oder leicht herabhängend gelagert werden und möglichst abgepolstert werden, um Druckstellen zu vermeiden.
d) **Falsch.** Intramuskuläre Injektionen sollten unbedingt vermieden werden, um eine ggf. notwendige Lysetherapie in der Klinik nicht zu gefährden. Eine intravenöse Analgesie ist hingegen indiziert. Zudem sollten 5 000–10 000 IE Heparin i. v. verabreicht werden, um eine Ischämieausdehnung durch stasebedingte Thrombosierung zu vermeiden.
e) **Falsch.** Eine aktive Wärmung erhöht den Sauerstoffverbrauch des Gewebes und sollte daher vermieden werden.

71 Welche Aussagen zu folgendem Fallbeispiel sind richtig?

Sie werden in die Wohnung eines 48 Jahre alten, stark adipösen Patienten gerufen, der über Kopfschmerzen, Übelkeit und Sehstörungen klagt. Die Herzfrequenz beträgt 95/min, der Blutdruck 220/130 mmHg und der Blutzucker 130 mg/dl.

a) Die wahrscheinlichste Diagnose lautet hypertensive Enzephalopathie.
b) Der diastolische Blutdruck sollte medikamentös umgehend auf 100 mmHg gesenkt werden.
c) Die Blutdrucksenkung sollte mit Clonidin i. v. erfolgen.
d) Die Blutdrucksenkung sollte mit Urapidil i. v. erfolgen.
e) Der Patient kann nach erfolgter Blutdrucksenkung zuhause bleiben.

Antworten

a) **Richtig.** Aufgrund der Organmanifestation des akuten Hypertonus mit zentralnervöser Symptomatik handelt es sich um einen hypertensiven Notfall, der dringlich behandelt werden muss. Die Diagnose hypertensive Enzephalopathie ist allerdings eine Ausschlussdiagnose. Differenzialdiagnostisch muss ein ischämischer Insult oder eine intrazerebrale Blutung bedacht werden, was letztlich nur in der Klinik durch eine kranielle Computertomographie (CCT) erfolgen kann.
b) **Richtig.** Im Gegensatz zu anderen zerebralen Erkrankungen, die mit einem Hypertonus assoziiert sind, sollte bei der hypertensiven Enzephalopathie der arterielle Mitteldruck um ca. 10–25% bzw. der diastolische Blutdruck auf 100 mmHg gesenkt werden. Allerdings sollte der angestrebte Blutdruck innerhalb der Grenzen der zerebralen Autoregulation liegen, damit keine sekundäre zerebrale Ischämie auftritt.
c) **Falsch.** Clonidin wirkt zentral sedierend und kann hierdurch die neurologische Diagnostik erschweren.
d) **Richtig.** Urapidil wird in einer Dosierung von 25–50 mg fraktioniert i. v. appliziert.
e) **Falsch.** Siehe Antwort a. Der Patient muss unter Monitorkontrolle in die Klinik begleitet werden, da es sich bei der hypertensiven Enzephalopathie um einen akut lebensbedrohlichen Zustand handelt und auch andere Organkomplikationen der hypertensiven Krise auftreten können (akutes Linksherzversagen, Lungenödem, Aortendissektion, Niereninsuffizienz).

72 Welche Aussagen zu folgendem Fallbeispiel sind richtig?

Sie werden von der Rettungsleitstelle mit dem Alarmierungsstichwort »Atemnot« zu einer 53 Jahre alten Patientin gerufen, die unter einem metastasierten Mammakarzinom leidet. Die Patientin weist eine deutliche Tumorkachexie auf und gibt an, nach dem Stuhlgang plötzlich schwere Luftnot und thorakale Schmerzen entwickelt zu haben. Ihre klinische Untersuchung ergibt folgende Befunde: Atemfrequenz 26/min, Herzfrequenz 130/min, Blutdruck 85/40 mmHg, Sauerstoffsättigung 88%. Die Patientin ist zyanotisch und hat deutlich gestaute Jugularvenen.

a) Die Verdachtsdiagnose lautet Lungenembolie, Schweregrad I.
b) Die Patientin wird zur hämodynamischen Stabilisierung in Trendelenburg-Position gelagert.
c) Die Patientin sollte eine Analgesie mit Morphin i. v. erhalten.
d) Die Patientin sollte 5 000 IE Heparin erhalten.
e) Die sofortige Anlage eines zentralvenösen Zugangs ist unabdingbar.

Antworten

a) **Falsch.** Es handelt sich vermutlich um eine höhergradige Lungenembolie (Grad III–IV, vgl. **Tab. 5**). Differenzialdiagnostisch kommen allerdings auch beispielsweise ein akuter Myokardinfarkt oder eine Perikardtamponade in Frage.

Tab. 5 Schweregradeinteilung der Lungenembolie (PA = Pulmonalarterie).

	I	II	III	IV
Klinik	Diskret, meist klinisch stumm, evtl. Dyspnoe, thorakaler Schmerz	Akute Dyspnoe, Tachypnoe, thorakaler Schmerz, Tachykardie, Angst, evtl. Hämoptyse, Fieber, Pleuraerguss		Zusätzlich Schock oder Herz-Kreislauf-Stillstand
Klassifikation	Klein	Submassiv	Massiv	Fulminant
Strombahn-Blockade	<30%	30–50%	50–70%	>70%

Tab. 5 (Fortsetzung).

	I	II	III	IV
Gefäßobliteration	Periphere Äste	Segmentarterien	Ein PA-Ast oder mehrere Lappenarterien	Ein PA-Ast und mehrere Lappenarterien (PA-Stamm)
Blutdruck	Normal	Normal oder leicht erniedrigt	Hypotonie	Schock
PA-Mitteldruck	Normal (<20 mmHg)	Meist normal	25–30 mmHg	30–40 mmHg
Pa O_2	>75 mmHg	Eventuell erniedrigt	<70 mmHg	<60 mmHg

b) **Falsch.** Bei Verdacht auf eine Lungenembolie wird der Patient mit leicht erhöhtem Oberkörper gelagert und extrem vorsichtig transportiert, um weitere Embolien zu vermeiden.

c) **Richtig.** Intravenöse Analgesie und ggf. Sedierung (z. B. mit Diazepam) zur Anxiolyse sollten erfolgen.

d) **Richtig.** Durch die Heparinisierung wird die Letalität durch Verhinderung von Embolierezidiven gesenkt.

e) **Falsch.** Die Anlage eines zentralvenösen Katheters ist zwar indiziert, sollte unter den unsterilen Bedingungen im Notarztdienst aber unterbleiben, sofern ein peripher-venöser Zugang hergestellt werden kann.

73 Welche Aussagen zum akuten Asthmaanfall sind richtig?

a) Ein akuter Asthmaanfall entsteht durch eine Bronchialobstruktion auf dem Boden einer chronischen Entzündung.
b) Er kann durch die Einnahme von Acetylsalizylsäure (ASS) ausgelöst werden.
c) Er äußert sich klinisch durch einen inspiratorischen Stridor.
d) Er führt zur Produktion eines zähen Bronchialsekrets.
e) Er löst eine Bradykardie aus.

Antworten

a) **Richtig.** Es handelt sich beim Asthma bronchiale um eine chronische, entzündliche Erkrankung der Atemwege. Durch bestimmte Reize kommt es bei prädisponierten Personen Aufgrund bronchialer Hyperreagibilität zu anfallsweiser Atemnot, bedingt durch eine Bronchialobstruktion. Die Atemnot ist spontan oder durch Therapie reversibel.
b) **Richtig.** Neben ASS sind auch nichtsteroidale Antiphlogistika und Medikamente, die einen direkten Einfluss auf den Tonus der Bronchialmuskulatur haben (β-Blocker, Parasympathomimetika) mögliche Auslöser eines Asthmaanfalls bei entsprechend disponierten Personen. Dies entspricht dem exogen allergischen Asthma bronchiale. Andere Auslöser sind Antigenexposition, inhalative Reizstoffe, respiratorische Virusinfekte, körperliche Anstrengung oder kalte Luft.
c) **Falsch.** Der typische klinische Befund im akuten Asthmaanfall ist die Dyspnoe mit exspiratorischem Stridor. Die Patienten setzen sich meist auf, stützen sich mit den Armen ab und setzen die Atemhilfsmuskulatur ein.
d) **Richtig.** Pathophysiologisch kommt es zu Kontraktion der glatten Bronchialmuskulatur, Ödem der Bronchialschleimhaut und Produktion eines viskösen Schleims. Diese Faktoren bedingen die Dyspnoe.
e) **Falsch.** Typischerweise sind Patienten im akuten Asthmaanfall tachykard.

74 Zur medikamentösen Therapie des akuten Asthmaanfalls gehören:

a) Sauerstoffgabe,
b) Glukokortikoide,
c) Inhalative β_2-Agonisten,
d) Theophyllin,
e) Antitussiva.

Antworten

a) **Richtig.** Entsprechend der bestehenden Hypoxie erfolgt eine bedarfsgerechte Sauerstoffgabe (2–4 l/min) über Nasensonde oder Maske. Bei respiratorischer Erschöpfung und Versagen der medikamentösen Therapie muss zum Abwenden einer Hypoxie die endotracheale Intubation und Beatmung erwogen werden.

b) **Richtig.** Intravenöse Glukokortikoide (z. B. Prednisolon 250 mg i. v.) sind ein wichtiger Bestandteil in der Therapie des akuten Asthmaanfalls, da sie antiallergisch, antiphlogistisch und immunsuppressiv wirken. Zudem haben sie einen β-permissiven Effekt, da sie die im akuten Asthmaanfall eingeschränkte Empfindlichkeit der β-Rezeptoren wiederherstellen.

c) **Richtig.** β_2-Agonisten führen zu einer Dilatation der Bronchialmuskulatur im akuten Asthmaanfall. Die lokale Gabe als Dosieraerosol garantiert einen schnellen Wirkeintritt. Infrage kommen beispielsweise Fenoterol (Berotec), Salbutamol (Sultanol) oder Terbutalin (Bricanyl). Zusätzlich zur inhalativen Applikation kommt auch eine subkutane Gabe von Terbutalin (Bricanyl) und intravenös Reproterol (Bronchospasmin) in Frage.

d) **Richtig.** Bei geringer Obstruktion wirken die Methylxanthine wie Theophyllin weniger bronchodilatatorisch als β_2-Sympathomimetika. Beim schweren Asthmaanfall addiert sich hingegen die Wirkung von Theophyllin zur Bronchodilatation durch β_2-Sympathomimetika. Theophyllin wird in einer Dosierung von 200 mg als Kurzinfusion i. v. appliziert. Theophyllin hat aber eine geringe therapeutische Breite und kann z. B. tachykarde Herzrhythmusstörungen auslösen.

e) **Falsch.** Antitussiva sollten im akuten Asthmaanfall vermieden werden.

75 Welche Aussagen zum Hyperventilationssyndrom sind richtig?

a) Das Hyperventilationssyndrom ist bei Männern häufiger als bei Frauen.
b) Es hat meist psychische Ursachen.
c) Es führt zu einer respiratorischen Azidose.
d) Es äußert sich klinisch durch Parästhesien, Karpfenmund und Pfötchenstellung der Hände.
e) Der totale Serumkalziumspiegel ist erniedrigt.

Antworten

a) **Falsch.** Das Hyperventilationssyndrom tritt bei Frauen häufiger als bei Männern auf.
b) **Richtig.** Angst, Aufregung, Stress, Panik und andere emotionale Belastungen können ein Hyperventilationssyndrom auslösen. Die psychogene Hyperventilationstetanie ist kein lebensbedrohliches Krankheitsbild. Somatische Ursachen sind eher selten: Hyperventilation auf dem Boden eines Hypoparathyreoidismus, einer Niereninsuffizienz oder einer metabolischen Azidose (z. B. Salizylatintoxikationen, hepatisches Koma), Kalzium- oder Magnesiummangel. In den meisten Fällen kann die Hyperventilation durch Beruhigung des Patienten (Talk down) aufgehoben werden. Zusätzlich können Anxiolytika und Sedativa aus der Gruppe der Benzodiazepine, z. B. Midazolam, intravenös verabreicht werden.
c) **Falsch.** Durch die Hyperventilation wird eine respiratorische Alkalose (sinkender pCO_2, sinkender pH) ausgelöst.
d) **Richtig.** Typisch für ein Hyperventilationssyndrom sind Kribbelparästhesien der Extremitäten und peroral, Unruhe und ggf. Pfötchenstellung der Hände. Einen weiteren Hinweis kann das Chvostek-Zeichen liefern, bei dem durch Klopfen auf die Wange Mundwinkelzuckungen ausgelöst werden können.
e) **Falsch.** Durch die Hyperventilation kommt es zu einer respiratorischen Alkalose. Dadurch wird freies ionisiertes Kalzium an Plasmaproteine gebunden und es entsteht ein **relativer** Mangel an ionisiertem Kalzium. Der Gesamtkalziumspiegel ändert sich nicht. Nach Sistieren der Hyperventilation normalisiert sich auch wieder die respiratorische Alkalose und das Kalzium steht wieder ionisiert zu Verfügung. Eine intravenöse Gabe von Kalzium ist daher nicht erforderlich.

76 Welche Aussagen zu anaphylaktischen Reaktionen sind richtig?

a) Die Symptome treten immer sofort nach Allergenexposition auf.
b) Urtikaria, Erytheme und Ödeme treten immer auf.
c) Blutdruckabfälle sind häufig.
d) Häufigste Todesursache ist das Larynxödem.
e) Ist die medikamentöse Therapie erfolgreich, kann der Patient zuhause bleiben.

Antworten

a) **Falsch.** Die Symptome beginnen in der Regel innerhalb von 30 Minuten nach Allergenexposition. Allerdings kann, beispielsweise bei oraler Ingestion, eine Verzögerung von 3 Stunden bis zu den ersten Symptomen auftreten. Dies kann die Diagnose erschweren.
b) **Falsch.** Entsprechende Reaktionen an Haut und Schleimhäuten sind zwar häufig, allerdings können sie auch fehlen. Im Extremfall ist auch ein sofortiger Herz-Kreislauf-Stillstand ohne weitere Symptome möglich (■ Tab. 6).
c) **Richtig.** Blutdruckabfälle bis hin zur schweren Schocksymptomatik sind typisch.
d) **Richtig.** Die Obstruktion der oberen Atemwege durch ein laryngeales Ödem kann sehr schnell zum Tode führen und auch einziges Symptom der Anaphylaxie sein. Außerdem kann ein Bronchospasmus einzige oder zusätzliche Ursache der Dyspnoe sein. Zweithäufigste Todesursache bei Anaphylaxie ist die therapierefraktäre Hypotonie.
e) **Falsch.** Da innerhalb von 4-8 Stunden nach Verschwinden der Beschwerden die Symptomatik erneut auftreten kann, ist eine Aufnahme in ein Krankenhaus mit entsprechender Überwachung notwendig.

Tab. 6 Schweregradeinteilung der allergischen Reaktionen.

	Lokalisation	Symptome	Therapie
I	Haut Allgemein Magen-Darm	Flush, Urtikaria, Rhinitis, Konjunktivitis Pruritus, Unruhe, Schwindel, Tremor Übelkeit	Antigenzufuhr stoppen Clemastin- und/oder Cimetidin-Gabe
II	Kreislauf Atmung Magen-Darm	Hypotension, Tachykardie Dyspnoe Überlkeit, Erbrechen, Diarrhoe	Antigenzufuhr stoppen, Adrenalin i. v., Volumengabe O_2-Gabe, Glukokortikoide Antihistaminika
III	Kreislauf Glatte Muskulatur ZNS Schleimhaut Haut	Schock Bronchospasmus Krämpfe Quincke-Ödem Larynxödem	Antigenzufuhr stoppen, Adrenalin i. v., Volumengabe Theophyllin, Glukokortikoide Diazepam Antihistaminika
IV	Kreislauf Atmung	Herz-Kreislauf-Stillstand Atemstillstand	Zusätzlich zu Grad III Reanimation und Hirnödemprophylaxe

77 Was gehört zur medikamentösen Therapie der schweren anaphylaktischen Reaktion?

a) Adrenalin.
b) Prednisolon.
c) Histaminantagonisten.
d) Hydroxyethylstärke.
e) Furosemid.

Antworten

a) **Richtig.** Die Wirkung von Adrenalin ist bei der schweren anaphylaktischen Reaktion in mehrfacher Hinsicht wünschenswert: Die α-adrenerge Stimulation führt zu einer Vasokonstriktion mit konsekutiver Hebung des Blutdrucks. Durch die β-adrenerge Stimulation wird eine Bronchodilatation vermittelt. Zudem hat Adrenalin eine direkte antiödematöse Wirkung.
b) **Richtig.** Prednisolon (500 mg i. v.) verhindert ein Rezidiv der anaphylaktischen Reaktion und hat, bedingt durch eine Senkung der Gefäßpermeabilität, eine antiödematöse Wirkung.
c) **Richtig.** Schon bei der leichten anaphylaktischen Reaktion sind Histaminantagonisten indiziert. H_1-Antagonisten wie Clemastin (4 mg i. v.) und H_2-Antagonisten wie Cimetidin (400 mg i. v.) werden meist kombiniert eingesetzt.
d) **Richtig.** Bei schweren anaphylaktischen Reaktionen ist aufgrund der Vasodilatation und der erhöhten Kapillarpermeabilität in der Regel eine erhebliche Volumensubstitution notwendig. Ob hierfür primär kolloidale oder kristalloide Lösungen eingesetzt werden sollten, ist nicht endgültig geklärt. Allerdings liegt wegen der veränderten Kapillarpermeabilität der Einsatz von z. B. HES (1–2 l über 30 Minuten) nahe. Alternativ kann zur initialen Blutdruckstabilisierung auch Hyper-HES (4 ml/kg) als hyperonkotische Lösung eingesetzt werden.
e) **Falsch.** Diuretika spielen in der Behandlung anaphylaktischer Reaktionen keine Rolle.

78 Welche Aussagen im folgenden Fallbeispiel sind richtig?

Ein Patient leidet unter Dyspnoe aufgrund einer akuten Exazerbation einer chronisch obstruktiven Lungenerkrankung (COPD) bei bekanntem Lungenemphysem und Nikotinabusus.

a) Er klagt meist über einen sehr plötzlichen Eintritt der Beschwerden.
b) Er sollte keine Sauerstoffgabe erhalten, um den Atemantrieb nicht zu gefährden.
c) Er sollte inhalative β_2-Agonisten erhalten.
d) Er sollte Glukokortikoide erhalten.
e) Er sollte frühzeitig intubiert und beatmet werden, um die Oxygenierung zu sichern.

Antworten

a) **Falsch.** Meist entwickeln sich die Symptome der akuten Exazerbation einer COPD langsam über mehrere Tage. Ursache für die akute Exazerbation ist meist eine virale oder bakterielle Atemwegsinfektion, durch die die chronische Problematik verschlimmert wird.
b) **Falsch.** Selbstverständlich sollte durch Sauerstoffinhalation über Nasensonde oder Maske versucht werden, die Sauerstoffsättigung über 90% zu bringen bzw. zu halten. Eine Störung des Atemantriebs durch Erhöhung des Sauerstoffpartialdrucks kann bei einem hypoxisch gesteuerten Atemzentrum in der Tat zu einem Abfall des Atemminutenvolumens führen. Dies ist eher selten, sollte aber bei einer Verschlechterung der Symptomatik unter Sauerstofftherapie differenzialdiagnostisch erwogen werden.
c) **Richtig.** Die medikamentöse Therapie entspricht weitestgehend der Therapie bei einem Asthmaanfall. Daher sind auch hier inhalative β_2-Agonisten wie Fenoterol (Berotec), Salbutamol (Sultanol), Terbutalin (Bricanyl) oder Reproterol (Bronchospasmin) Mittel der Wahl.
d) **Richtig.** Die intravenöse oder orale Applikation von Glukokortikoiden (z. B. 100–250 mg Prednisolon i. v.) ist indiziert.
e) **Falsch.** Durch medikamentöse Therapie, Sauerstoffgabe und ggf. nichtinvasive Beatmung sollte versucht werden, eine invasive Beatmung zu umgehen, da das »Weaning« vom Respirator bei Patienten mit chronisch obstruktiven Atemwegserkrankungen häufig deutlich erschwert ist.

Gastrointestinale und abdominale Notfälle

79 Welche Aussagen zur akuten gastrointestinalen Blutung sind richtig?

a) Ein massiver peranaler Blutabgang von überwiegend hellrotem Blut (Hämatochezie) spricht für eine akute Blutung im Kolon.
b) In der Anamnese von akuten gastrointestinalen Blutungen sollte auch nach aktueller und vergangener Medikamenteneinnahme gefragt werden.
c) Sind bei einem Blutungsgeschehen die Patienten ansprechbar, orientiert und kreislaufstabil, ist von einem eher geringen Blutverlust (<10%) auszugehen.
d) Blutungen aus Ösophagusvarizen machen etwa 10% aller gastrointestinalen Blutungen aus und treten nur bei Alkoholikern auf.
e) Als Ursache einer gastrointestinalen Blutung kommen spontane aortointestinale Fisteln häufiger vor als nach operativer Versorgung von abdominellen Aortenaneurysmen mit einer Gefäßprothese.

Antworten

a) **Falsch.** Häufig ist die Ursache einer Hämatochezie distal des Treitz-Bandes lokalisiert, am häufigsten sind Sigmadivertikelblutungen. Allerdings wird weniger als die Hälfte der Fälle von Hämatochezie durch Blutungen im unteren Gastrointestinaltrakt verursacht. Blutungsquellen im oberen Gastrointestinaltrakt sind mindestens so häufig wie im Kolon anzutreffen. Der rasche Anfall von großen Mengen frischen Blutes führt zu einem Dehnungsreiz auf die Darmwand mit gesteigerter Peristaltik. Diese verhindert, dass weder Magensaft noch Darmflora eine farbliche Änderung des Blutes hervorrufen kann.
b) **Richtig.** In der Anamnese von akuten gastrointestinalen Blutungen findet sich häufig die Einnahme von NSAR, Marcoumar und Kortikosteroiden. Weiter sollte auch nach Operationen am Magen, Magengeschwüren, Tumorerkrankungen oder Operationen der abdominellen Aorta gefragt werden. Aufgrund des Risikos neue Blutungen oder gar eine Aspiration zu provozieren, sollte präklinisch keine Magensonde gelegt werden.

c) **Falsch.** Gerade bei scheinbar stabilen Patienten ist Vorsicht geboten. Bei jungen, gesunden Patienten führen erst Blutverluste von über 30% des Blutvolumens zu klinisch fassbaren Kreislaufreaktionen. Nach Ausschöpfen der Kompensationsmechanismen kann sich allerdings innerhalb kürzester Zeit eine massive Kreislaufinsuffizienz manifestieren, die neben einer kristalloiden und kolloidalen Volumengabe evtl. auch einer adäquaten Katecholamingabe bedarf.

d) **Falsch.** Blutungen von Ösophagusvarizen machen etwa 10% aller gastrointestinalen Blutungen aus. Allerdings treten diese nicht nur bei Alkoholikern auf. Alle Erkrankungen, die mit einem erhöhten portalvenösen Druck einhergehen, können die Bildung von Ösophagusvarizen nach sich ziehen. In der Akuttherapie kann somit bei gesicherten Ösophagusvarizen der portalvenöse Druck medikamentös gesenkt werden. Dazu stehen intravenöse Gaben von Glycylpressin (1–2 mg) oder die sublinguale Nitroglycerinapplikation zu Verfügung. Für akute Blutungen aus Ösophagusvarizen stehen mit der Sengstaken-Blakemore- oder der Linton-Nachlas-Sonde 2 Möglichkeiten der Blutstillung durch Tamponade zur Verfügung. Zur Vermeidung einer Aspiration ist die vorherige Intubation eine unbedingte Voraussetzung. Obwohl die Verwendung der Sonden aufgrund der möglichen Komplikationen (Ösophagusruptur) kritisch zu bewerten ist, ist bei vitaler Indikation die präklinische Anwendung durchaus vertretbar. Der Ballon sollte allerdings nicht über 40 mmHg aufgeblasen und mit 500 ml Infusion auf Zug gehalten werden.

e) **Falsch.** Aortointestinale Fisteln sind insgesamt selten die Ursache einer gastrointestinalen Blutung. Diese kommen durch Penetration eines Bauchaortenaneurysmas meist in das Duodenum zustande. Eine solche Fistel kann sich zwar spontan manifestieren, häufiger ist allerdings das Auftreten im Rahmen eines periprothetischen Infekts nach bereits erfolgter Ausschaltung mittels Gefäßprothese.

80 Welche Aussagen zu abdominellen Koliken sind richtig?

a) 3 Monate nach Cholezystektomie kommt es gehäuft zu einem erneuten Auftreten von Gallenkoliken (Dreimonatskolik).

b) Bei Kolikschmerzen handelt es sich in der Regel um somatische Schmerzen, die über Spinalnerven geleitet und damit gut lokalisiert beschrieben werden.

c) Im Rahmen von Koliken finden sich häufig vegetative Erscheinungen wie Übelkeit, Erbrechen und Schweißausbrüche.

d) Aufgrund der peritonealen Reizung bei Koliken hält der Patient absolute Ruhe ein, atmet flach und versucht so, jede Bewegung zu vermeiden.

e) Ein lokalisierbarer Schmerz ist nur bei einer Harnleiterkolik bekannt, während für Gallenkoliken und Darmkoliken kein bevorzugter Ort der Schmerzausstrahlung angegeben werden kann.

Antworten

a) **Falsch.** Auch nach Entfernung der Gallenblase als dem Ort der bevorzugten Gallensteinbildung können weiter Gallenkoliken auftreten. Die Steine können dabei nicht vollständig entfernt worden sein, sich in den Gallengängen neu gebildet haben oder aber Verwachsungen führen zu einer Verengung der Gallenwege mit entsprechenden Beschwerden. Eine zeitliche Häufung ist nicht bekannt. Unter Dreimonatskoliken versteht man Schreiattacken von Säuglingen in den ersten Lebensmonaten, die auf Bauchschmerzen zurückgeführt werden, deren genaue Ursache allerdings unbekannt ist.

b) **Falsch.** Kolikschmerzen sind viszerale Schmerzen, die über parasympathische Nervenfasern (Nn. splanchnici) geleitet werden. Die Kolikschmerzen werden typischerweise als diffus, tief, eher schlecht lokalisierbar und wellenförmig beschrieben.

c) **Richtig.** Aufgrund der viszeralen Schmerzentstehung sind bei typischen Koliken in der Regel vegetative Begleiterscheinungen vorhanden. Neben den oben beschriebenen finden sich häufig auch Tachykardien und Hypotonien.

d) **Falsch.** Im Gegenteil, bei typischen Kolikschmerzen krümmen sich die Patienten vor Schmerzen. Ruhig zu liegen ist meist nicht möglich und einige Patienten laufen zur Schmerzlinderung umher.

e) **Falsch.** Bei einer Harnleiterkolik ist teilweise das Wandern des Steins zu verfolgen, der von einem Flankenschmerz ausgehend sich bei Tiefertreten in die äußere Genitalregion projiziert. Bei Gallenkoliken werden die Schmerzen in die Schulter projiziert. Je nach befallenem Darmabschnitt ist allerdings keine typische Schmerzlokalisation anzugeben.

81 Welche Aussagen zu abdominellen Koliken sind richtig?

a) Da Opioide einen Spasmus des Sphincter Oddii auslösen können, ist ihr Einsatz bei Gallenkoliken kontraindiziert und es muss auf Nicht-Opioide zurückgegriffen werden.
b) Die muskelentspannende Wirkung von Nitroglycerin oder Butylscopolamin dient als zweite Säule in der Behandlung akuter Koliken.
c) Jeder Patient mit Koliken ist zügig und ggf. mit Arztbegleitung in ein geeignetes Krankenhaus zu transportieren.
d) Bei Harnleiterkoliken kommt es in etwa 30% der Fälle zu einer Makrohämaturie, die fast immer nachweisbar ist.
e) Beim Einsatz von Metamizol sollte besonders auf das Auftreten der schwerwiegenden Agranulozytose geachtet werden.

Antworten

a) **Falsch.** Nicht alle Opiate lösen Spasmen der glatten Muskulatur aus. Eine Ausnahme bildet beispielsweise das Pethidin (Dolantin). Deshalb ist es für den Einsatz bei Koliken besonders gut geeignet. Dabei können bis zu 50 mg i. v. gegeben werden. Alternativ können natürlich bei weniger starken Beschwerden auch Nicht-Opioide eingesetzt werden. Bewährt hat sich dabei Metamizol in Dosierungen bis zu 2 g i. v.
b) **Richtig.** Während leichtere Koliken durchaus mit Nitroglycerin sublingual behandelt werden können, erfordern schwere Koliken den intravenösen Einsatz von Butylscopolamin. Aufgrund der Parasympatikolyse kommt es zu einer Entspannung der glatten Muskulatur.
c) **Falsch.** Grundsätzlich sollte jeder Patient mit unklaren oder entsprechend gravierenden Symptomen zügig in einem geeigneten Krankenhaus versorgt werden. Ist allerdings präklinisch eine eindeutige Diagnose möglich und sind die Beschwerden weniger stark ausgeprägt, so kann der Patient durchaus in die ambulante Behandlung durch den Hausarzt übergeben werden. Bei Gallenkoliken ist eine Nahrungskarenz für 24 Stunden mit anschließender Diät einzuhalten.
d) **Richtig.** Ein wichtiges Indiz für eine Harnleiterkolik ist neben der Schmerzausstrahlung in die Genitalien eine gleichzeitig auftretende Hämaturie.
e) **Falsch.** Sicher gehört die Agranulozytose zu einer schwerwiegenden (Mortalität 9%), aber seltenen (1:1 Mio.) Nebenwirkung, die im Rettungsdienst (noch) nicht symptomatisch wird. Allerdings sollte bei

Patienten mit bekannter Knochenmarksschädigung Metamizol nur äußerst zurückhaltend eingesetzt werden. Wesentlich häufigere und notfallmedizinisch relevantere Nebenwirkungen sind dagegen allergische Reaktionen (1: 1 000–1:5 000) und der teilweise deutliche arterielle Blutdruckabfall nach intravenöser Gabe.

82 Welche Aussagen zum akuten Abdomen sind richtig?

a) Mit etwa 50% stellt die akute Appendizitis die häufigste Ursache eines akuten Abdomens dar.
b) Als seltene Ursache kann typischerweise eine Vergiftung mit Arsen ein akutes Abdomen verursachen.
c) Bei einer akuten Pankreatitis kann es in bis zu 30% der Fälle zu einer ST-Streckenveränderung kommen.
d) Häufige Zeichen eines Dünndarm-Ileus sind Stuhl- und Windverhalt.
e) Eine akute intermittierende Porphyrie kann Ursache eines akuten Abdomens sein.

Antworten

a) **Richtig.** Die akute Appendizitis ist mit etwa 50% die häufigste Ursache eines akuten Abdomens. Es folgen die akute Cholezystitis (15%) und der Ileus (10%). Allerdings ergeben sich für jede Altersgruppe verschiedene Häufigkeiten. So ist die Appendizitis umso häufiger, je jünger der Patient ist.
b) **Richtig.** Intoxikationen können eine weite Spannbreite von Symptomen hervorrufen, darunter auch das akute Abdomen. Vergiftungen mit Blei (Bleikolik), aber auch Thallium oder Arsen, können zu einem Bild des akuten Abdomens führen.
c) **Richtig.** In der Anamnese einer akuten Pankreatitis finden sich häufig Erkrankungen der Gallenwege (45%) oder ein chronischer Alkoholabusus (35%). Zu den klassischen Symptomen gehören der gürtelförmige Oberbauchschmerz (90%), Übelkeit bis Erbrechen (85%), Fieber (60%) und Schockzeichen (50%). In 30% der Fälle kommt es zu ST-Steckenveränderungen im EKG. Ebenfalls können bläuliche Flecken periumbilikal (Cullen-Zeichen) oder an den Flanken (Grey-Turner-Zeichen) auftreten, die als prognostisch ungünstige Zeichen angesehen werden können.
d) **Falsch.** Bei einem »höheren Ileus« im Dünndarmbereich ist der Abgang von Stuhl und Winden durchaus noch möglich, entsprechend weniger stark ist der Meteorismus ausgeprägt. Bei einem »tiefen Ileus« mit Lokalisation im Kolon oder Rektum kommt es frühzeitig zu einem Stuhl- und Windverhalt mit entsprechend der Gasansammlung ausgeprägtem Meteorismus. Im weiteren Verlauf kann es zu einem Koterbrechen (Miserere) kommen.

e) **Richtig.** Die akute intermittierende Porphyrie (AIP) ist eine autosomal-dominante Erbkrankheit mit Aktivitätsminderung der Porphobilinogen-Desaminase. Kommt es durch Medikamente (Sexualhormone, Barbiturate, Sulfonamide, Halothan), Alkohol oder psychischen Stress zu einer Stimulation der Hämsynthese, so häuft sich aufgrund der verminderten Enzymaktivität Porphobilinogen an. Dies führt neben den abdominellen Beschwerden auch zu neurologisch-psychiatrischen Symptomen (Polyneuropathie mit Paresen, Epilepsie, Verstimmungen). Eine Therapie eines akuten Schubs der AIP sollte in Absprache mit einem Porphyriezentrum erfolgen und beinhaltet neben der intensivmedizinischen Überwachung Gabe von Hämarginat und Glukose (i. v.).

83 Welche Aussagen zum akuten Abdomen sind richtig?

a) Eine Hodentorsion geht häufig mit den Symptomen des akuten Abdomens einher.
b) Bei der Pseudoperitonitis diabetica findet sich im Gegensatz zu »richtigen« Peritonitis keine Leukozytose.
c) Differenzialdiagnostisch ist aufgrund der pathognomonischen Exantheme ein Herpes zoster als Ursache von akuten abdominellen Schmerzen auszuschließen.
d) Akut einsetzende oder zunehmende, starke Unterleibsschmerzen nach etwa 6 Wochen Amenorrhoe sprechen für eine Extrauteringravidität.
e) Da Lokalisation, Charakter und Dauer des Schmerzes wichtige Hinweise auf eine Differenzialdiagose des akuten Abdomens geben, sollte eine Analgesie nur zurückhaltend durchgeführt werden.

Antworten

a) **Richtig.** Hodentorsionen manifestieren sich häufig mit akuten Unterleibschmerzen, Übelkeit und Erbrechen. Da für die Hodentorsion das rasche Hodenwachstum neben der Bindgewebsschwäche als zusätzlicher prädisponierender Faktor angesehen wird, liegt der Altersgipfel bei Teenagern und jungen Erwachsenen. Die axiale Torquierung des Gefäßstiels führt zur Obstruktion zunächst venöser, später auch der arteriellen Gefäße mit konsekutiver hämorrhagischer Infarzierung bzw. Ischämie. Nur eine unverzügliche Therapie vermag die germinative und endokrine Funktion des Hodens zu erhalten, wobei 6 Stunden als kritischer Grenzwert gelten.
b) **Falsch.** Die Pseudoperitonitis diabetica ist eine seltene Komplikation bei jungen Typ-1-Diabetikern, die sich klinisch in einer Peritonitis manifestiert. Im Labor findet sich neben der Ketoazidose auch häufig eine Leukozytose. Die Ursache ist nicht eindeutig geklärt. Nach Stoffwechselnormalisierung kommt es auch zu einer Besserung der Symptome.
c) **Falsch.** Herpes zoster, verursacht durch die endogene Aktivierung des Varicella-Zoster-Virus, beginnt mit brennenden Schmerzen im Bereich der betroffenen Dermatome und kann mit einer Hyperalgesie oder Sensibilitätsstörungen einhergehen. Häufig liegt ein allgemeines Krankheitsgefühl mit leichtem Fieber, Abgeschlagenheit und Müdigkeit vor. Erst 2–3 Tage nach Beginn der starken Schmerzen kommt es

zum Ausbruch des typischen herpetiformen Ausschlags, der nach 3–5 Tagen seine maximale Ausdehnung erreicht. Je nach Alter und Allgemeinzustand sollte eine möglichst frühzeitige lokale oder systemische antivirale Therapie erfolgen.

d) **Richtig.** Nach ca. 6 Wochen Amennorrhoe kommt es durch das Wachstum des Embryos in der Tube zu einem Tubarabort (90%) oder einer Tubarruptur (10%). Als Risikofaktoren gelten durchgemachte Aborte, Adnexitiden oder ein IUD (Intrauterine device, »Spirale«). Neben einem positiven Schwangerschaftstest treten häufig auch Schmierblutungen auf.

e) **Falsch.** Der vorhandene Schmerz und die Schmerzanamnese liefern wertvolle Hinweise auf mögliche Ursachen und die Diagnose (langsam ansteigend – Entzündung; wellenförmig – Kolik; plötzlich einschießend, danach stetig zunehmend – Perforation – Schmerzlinderung). Daher muss diese sorgfältig erhoben werden und dem aufnehmenden Klinikarzt mitgeteilt werden können. Die klinische Verlaufskontrolle ist für die Indikationsstellung zur Operation wichtig. Extrem starke Schmerzen sollten durch eine suffiziente Analgesie reduziert werden, auch wenn dies einen diagnostischen »Kompromiss« bedeutet. Nach den Guidelines des American College of Emergency Physicians beeinflusst die präklinische Analgesie weder Morbidität noch Mortalität.

84 Welche Aussagen zu Gefäßnotfällen sind richtig?

a) Beim Verdacht auf ein gedeckt rupturiertes abdominelles Aortenaneurysma ist eine gute Analgesie und Sedierung des Patienten nötig, um die dadurch bedingte Stressreaktion zu unterbinden.
b) Etwa 5–7% aller Hypertoniker über 50 Jahre haben ein abdominelles Aortenaneurysma.
c) Ein plötzlich einschießender Schmerz, der nach einigen Minuten plötzlich erträglicher wird, kann ein Symptom für einen Mesenterialinfarkt sein.
d) Durch Kokain verursachte Vasospasmen können zu einer intestinalen Ischämie führen.
e) Beim akuten Abdomen kann die Palpation der beiden Femoralispulse differenzialdiagnostisch weiterhelfen.

Antworten

a) **Falsch.** Bei Einblutungen in das Retroperitoneum führen der fallende Blutdruck sowie die schmerzbedingte Anspannung der Bauchmuskulatur zu einem Stillstand der retroperitonealen Einblutung. Ziel ist es, den Patienten in diesem labilen Gleichgewicht in das nächste geeignete operative Zentrum zu transportieren. Psychische Betreuung, Lagerung und Sauerstoffgabe sollen der Stressreaktion entgegenwirken und eine Sauerstoffversorgung der zentralen Organe ermöglichen. Ein bestehender Hypertonus kann mit Esmolol gesenkt werden. Mit Analgesie und Sedierung sollte Zurückhaltung geübt werden, um das labile Gleichgewicht nicht zu stören, da eine Entspannung der Bauchdecke eine weitere Einblutung und evtl. eine offene Ruptur zur Folge haben kann.
b) **Richtig.** Das abdominelle Aortenaneurysma weist eine Inzidenz von 6:100 000 im Jahr auf, wobei in der oben angegebenen Gruppe eine entsprechende Häufigkeit besteht.
c) **Richtig.** Beim akuten Mesenterialinfarkt wird der plötzlich aufgetretene Schmerz nach einigen Minuten erträglicher. Diese spontane Schmerzverbesserung zeigt allerdings nicht eine tatsächliche Verbesserung an! Prädisponierend für das Auftreten von mesenterialen Embolien sind ein bestehendes Vorhofflimmern (absolute Arrhythmie) oder ein Herzwandaneurysma. Beim Auftreten der entsprechenden Schmerzsymptomatik und den prädisponierenden Faktoren

ist bis zum Beweis des Gegenteils von einer akuten Darmischämie auszugehen.

d) **Richtig.** Kokain blockiert die Wiederaufnahme von Katecholaminen an adrenergen Synapsen. Dadurch kommt es zu einer unphysiologischen Aktivierung des Sympatikus. Neben den klassischen Symptomen Unruhe, Tremor, Tachypnoe, Tachykardie bis zur Tachyarrhythmie, Hypertonie und Mydriasis kann es über die Vasokonstriktion und die vermehrte Plättchenaggregation zu Ischämien der Koronararterien und des Darms kommen.

e) **Richtig.** Ein tastbarer Pulsunterschied (auch Pulsoxymetrie) kann Zeichen einer Aortendissektion sein. Je nach Lokalisation der Dissektion (Entry und Reentry) kommt es dabei zu einem Verlegen der Gefäßabgänge aus der Aorta. Der Unterschied zwischen Puls und RR-Messung am Oberarm rechts im Vergleich zu Femoralispuls und RR-Messung am Oberschenkel ist diagnostisch wegweisend. Eine Ischämie der Extremitäten sowie des Darmes oder der Nieren kann die Folge sein. 70% aller Aortendissektionen treten bei Hypertonikern über dem 50. Lebensjahr auf. Allerdings können bei Patienten mit Marfan-Syndrom, einer autosomal-dominant vererbten Bindegewebsschwäche, Aortendissektionen in wesentlich jüngeren Jahren auftreten (Gipfel 30. Lebensjahr).

Notfälle durch Störungen des inneren Milieus

85 Welche der Aussagen zur thyreotoxischen Krise sind richtig?

a) Sie kann durch jodhaltige Medikamente ausgelöst werden.
b) Sie kann durch Bestimmung der Schilddrüsenhormone diagnostiziert werden.
c) Sie ruft bei den betroffenen Patienten als Leitsymptome Bradykardie und Hypothermie hervor.
d) Sie kann am schnellsten durch Gabe eines Thyreostatikums therapiert werden.
e) Sie kann immer nur durch eine Thyreoidektomie durchbrochen werden.

Antworten

a) **Richtig.** Jodhaltige Röntgenkontrastmittel und das Antiarrythmikum Amiodaron spielen eine große Rolle. Eine thyreotoxische Krise kann aber auch auf dem Boden einer Hyperthyreose spontan auftreten.
b) **Falsch.** Die Übergänge einer Hyperthyreose zu einer thyreotoxischen Krise sind fließend. Die Diagnose thyreotoxische Krise wird anhand der klinischen Symptomatik gestellt. Hierzu gehören eine Tachykardie mit einer Herzfrequenz von über 150/min, Hyperthermie und eine zentralvenöse Symptomatik, die von Agitiertheit und Unruhe bis zu Somnolenz und Koma reichen kann.
c) **Falsch.** Dies sind die Zeichen einer Hypothyreose. Tachykardie und Hyperthermie sind die Symptome einer Hyperthyreose.
d) **Falsch.** Thyreostatika (z. B. Thiamazol) haben einen verzögerten Wirkungseintritt. Die zusätzliche Gabe von Kaliumjodid blockiert akut die Hormonfreisetzung. Hierzu kann ebenso Kaliumperchlorat oder Lithium eingesetzt werden. Zur Dämpfung der vegetativen Wirkungen werden kardioselektive β-Blocker (z. B. Metoprolol) eingesetzt. Eine additive Glukokortikoidtherapie wird zur Therapie einer meist bestehenden Nebennierenrinden-Insuffizienz empfohlen.
e) **Falsch.** Häufig reicht eine konservative Therapie aus, um die akuten Symptome einer Hyperthyreose zu kupieren. Bei Versagen der konservativen Therapie wird eine möglichst frühzeitige Thyreoidektomie angestrebt.

86 Welche Aussagen zum Coma diabeticum sind richtig?

a) Es setzt meist schlagartig ein.
b) Es kann sich durch Azetongeruch in der Ausatemluft bemerkbar machen.
c) Es erfordert zwingend die präklinische Insulingabe.
d) Es ist durch Blutzuckerwerte unter 60 mg/dl gekennzeichnet.
e) Es kann durch eine Kussmaul-Atmung diagnostiziert werden.

Antworten

a) **Falsch.** Im Gegensatz zum hypoglykämischen Koma entwickelt sich ein Coma diabeticum langsam. Es tritt in zwei Erscheinungsformen auf: dem hyperosmolaren und dem ketoazidotischen Koma. Ein ketoazidotisches Koma ist häufig die Erstmanifestation eines Typ-1-Diabetes, während das hyperosmolare Koma nicht selten die Erstmanifestation eines Typ-2-Diabetes mellitus ist.
b) **Richtig.** Bei einem ketoazidotischen Koma sind Ketonkörper in der Ausatemluft und im Blut nachweisbar.
c) **Falsch.** In der Präklinik ist bei der Therapie des Coma diabeticum zunächst der Ausgleich der durch die osmotische Diurese bedingten Hypovolämie mittels ausreichender Volumengabe primäres Ziel. Die Gabe von Insulin wirkt kausal, kann aber zu einer ausgeprägten Hypokaliämie führen. Daher muss gleichzeitig eine Kaliumsubstitution erfolgen. Dies geschieht daher am besten unter klinischen Bedingungen.
d) **Falsch.** Das Coma diabeticum ist durch Blutzuckerwerte über 300 mg/dl gekennzeichnet. Blutzuckerwerte unter 60 mg/dl sind ein Zeichen der Hypoglykämie.
e) **Falsch.** Durch die Anhäufung von Ketonkörpern kommt es zu einer metabolischen Azidose, die respiratorisch durch die Kussmaul-Atmung, Tachypnoe mit großem Tidalvolumen, kompensiert wird. Obwohl die Kussmaul-Atmung häufig mit einem diabetischen Koma assoziiert ist, ist sie dennoch nicht pathognomonisch. Sie ist hinweisend dafür, dass eine metabolische Azidose besteht, wie z. B. auch bei einer Salizylatvergiftung.

87 Welche Maßnahmen sind bei einem bewusstseinsgetrübten, hypoglykämen Notfallpatienten indiziert?

a) Monitoring von Puls, Blutdruck, Sauerstoffsättigung, EKG.
b) Anlage eines sicheren venösen Zugangs.
c) Perorale Verabreichung von Traubenzucker oder kohlenhydrathaltigen Getränken (z. B. Cola).
d) Intravenöse Verabreichung von 20–60 ml Glukose (40%ig).
e) Erhebung einer Fremdanamnese.

Antworten

a) **Richtig.** Jeder bewusstseinsgetrübte Patient muss engmaschig hämodynamisch und neurologisch überwacht werden.
b) **Richtig.** Ein sicherer venöser Zugang ist bei jedem bewusstseinsgetrübten Patienten zur Applikation von intravenösen Medikamenten und Infusionslösungen notwendig.
c) **Falsch.** Bei dem Versuch, einem bewusstseinsgetrübten Patienten Flüssigkeit oral zu verabreichen, besteht die Gefahr der Aspiration. Dies ist somit kontraindiziert! Die Applikation von Glukose darf deshalb bei nicht mehr vollständig bewusstseinsklaren Patienten nur noch i. v. erfolgen.
d) **Richtig.** Bei intravenöser Verabreichung hochprozentiger Glukoselösung klart der Patient meistens schnell auf. Ist dies nicht der Fall, sollten differenzialdiagnostisch andere Ursachen einer Bewusstseinstrübung bedacht werden.
e) **Richtig**. Die Erhebung einer Fremdanamnese, die Hinweise auf die zugrunde liegende Erkrankung erbringt, z. B. Medikamententherapie, arterieller Hypertonus etc., ist bei nicht bewusstseinsklaren Notfallpatienten immer nützlich.

88 Was sind die Symptome einer hyperkalzämischen Krise?

a) Pseudoparalyse, Muskelhypotonie.
b) Arterielle Hypertonie.
c) Tachykardie.
d) Übelkeit, Erbrechen.
e) Gelenkbeschwerden, Schmerzen.

Antworten

a) **Richtig.**
b) **Richtig.** Es besteht häufig ein arterieller Hypertonus. Hierbei spielt bei einem Hyperparathyreodismus ein nicht identifizierter hypertensiver Faktor eine Rolle, da der Hypertonus nicht allein aufgrund der erhöhten Kalziumspiegel erklärt werden kann.
c) **Richtig.** Herzrhythmusstörungen treten auf mit einer QT-Zeit-Verkürzung.
d) **Richtig.**
e) **Richtig.** Zusammengefasst sind dies die Symptome einer hyperkalzämischen Krise. Sie wird hervorgerufen durch einen primären Hyperparathyreodismus, ein paraneoplastisches Syndrom oder z. B. eine Vitamin-D-Intoxikation. Die Behandlung besteht in der Korrektur der bestehenden Dehydratation, der Induktion einer Kalziurie durch Schleifendiuretika und der Gabe von Kalzitonin (500–1 000 IE über 24 Stunden).

89 Welches sind die Folgen übermäßigen Schwitzens?

a) Isotone Dehydratation.
b) Hypotone Dehydratation.
c) Bewusstlosigkeit.
d) Schwere Elektrolytstörungen.
e) Metabolische Alkalose.

Antworten

a) **Falsch.** Übermäßiges Schwitzen führt durch den hohen Anteil an NaCl im Schweiß zu einer hypotonen Dehydratation.
b) **Richtig.**
c) **Richtig.** Übermäßiges Schwitzen kann zu Bewusstseinsstörungen bis hin zum Koma bei ausgeprägter Dehydratation führen.
d) **Richtig.** Siehe Antwort a.
e) **Richtig.** Durch den Verlust an Chlorid kommt es zu einer hypochlorämischen Alkalose.

90 Welche Aussagen zur Addison-Krise sind richtig?

a) Sie tritt nur bei vorbestehender Schädigung der Nebennierenrinde auf.
b) Sie kann durch eine Meningokokkensepsis ausgelöst werden.
c) Sie ist nicht letal.
d) Sie führt unter anderem zu Hypotension, Schwäche und Hypoglykämie.
e) Sie muss mit sofortiger Glukokortikoidsubstitution behandelt werden.

Antworten

a) **Falsch.** Eine Addison-Krise kann auch bei vormals gesunden Patienten durch einen raschen Funktionsverlust der Nebennierenrinde, z. B. im Rahmen eines Waterhouse-Friedrichsen-Syndroms auftreten. Die Anamnese einer chronischen Glukokortikoideinnahme kann für die Diagnose wegweisend sein. Daran muss bei jedem Koma gedacht werden.
b) **Richtig.** Vergleiche Antwort a.
c) **Falsch.** Wird eine Addison-Krise nicht rasch erkannt und behandelt, endet sie meistens letal.
d) **Richtig.**
e) **Richtig.** Die sofortige Therapie mit Glukokortikoiden kann bei der Addison-Krise lebensrettend sein und muss bei Verdacht immer vor einer ausführlichen Diagnostik erfolgen. Diese kann mittels Bestimmung von Na^+, K^+, Kortisol, ACTH und dem ACTH-Stimulationstest durchgeführt werden.

91 Welches sind die Symptome einer respiratorischen Azidose?

a) Atemnot.
b) Hirnödem mit Benommenheit.
c) Kopfschmerz.
d) Koma.
e) Zyanose.

Antworten

a) **Richtig.** Die Atemnot ist Ausdruck des Versagens der »Atempumpe«, wodurch es überhaupt zur respiratorischen Azidose kommt.
b) **Richtig.** Durch die Erhöhung des pCO_2 (Hyperkapnie) kommt es zu einer zerebralen Vasodilatation mit konsekutiv vermehrter Hirndurchblutung und evtl. zur Ausbildung eines Hirnödems mit Benommenheit bis hin zum Koma. Neurologische Symptome können dabei auch durch eine Hypoxämie bei einer Globalinsuffizienz der Lunge verursacht werden.
c) **Richtig.** Durch die zerebrale Vasodilatation kann es zu Kopfschmerzen kommen.
d) **Richtig**. Siehe Anwort b.
e) **Richtig.** Durch die respiratorische Insuffizienz liegt häufig eine gleichzeitige Hypoxie vor, die durch eine zentrale Zyanose bei der Inspektion des Patienten auffällt.

92 Wann kann eine respiratorische Azidose entstehen?

a) Bei Pneumothorax.
b) Bei Asthma bronchiale.
c) Bei Pneumonie.
d) Bei Pleuraerguss.
e) Hyperventilationssyndrom.

Antworten

a) **Richtig.** Alle Erkrankungen, die die Atmung im Sinne einer Hypoventilation, d. h. eines zu geringen Atemminutenvolumens, beeinflussen, können zu einer respiratorischen Azidose führen.
b) **Richtig.** Siehe Antwort a.
c) **Richtig.** Siehe Antwort a.
d) **Richtig.** Siehe Antwort a.
e) **Falsch.** Ein Hyperventilationssyndrom führt über die vermehrte Abatmung von CO_2 zu einem Abfall des $paCO_2$ und damit zu einer respiratorischen Alkalose.

Zerebrale Notfälle

93 Welches sind die typischen Hirndruckzeichen?

a) Kopfschmerz.
b) Emesis.
c) Sehstörung.
d) Miosis.
e) Bewusstseinsstörung.

Antworten

a) **Richtig.** Kopfschmerzen gehören zu den typischen Symptomen bei erhöhtem Hirndruck.
b) **Richtig.** Erbrechen ist ein typisches Symptom bei erhöhtem Hirndruck.
c) **Richtig.** Erhöhter Hirndruck geht häufig mit Sehstörungen (Verschwommensehen, Doppelbilder, Gesichtsfeldausfall) einher.
d) **Falsch.** Es kommt nicht zu einer Miosis, sondern zu einer Mydriasis, die Ausdruck einer ipsilateralen Hirndrucksteigerung sein kann. Der N. oculomotorius verläuft nach seinem Austritt aus dem Hirmstamm zwischen Schädelbasis und Gehirnparenchym. Er führt parasympathische Fasern aus dem Edinger-Westphal-Kern mit sich, die bei Hirndruck dysfunktional werden (Klivuskantensyndrom). Durch Überwiegen der Sympathikusaktivität an der Pupille kommt es zur Mydriasis.
e) **Richtig.** Zunehmender Hirndruck kann zur Einklemmung des Großhirns, des Kleinhirns und des Hirnstamms führen, was mit einem progredienten Bewusstseinsverlust einhergeht.

94 Welche der Aussagen zur Subarachnoidalblutung sind richtig?

a) »Kopfschmerzen wie noch nie« sind bis zum Beweis des Gegenteils als akute subarachnoidale Blutung (SAB) einzuschätzen.
b) Im Rahmen einer SAB können Zeichen des Meningismus auftreten.
c) Subarachnoidalblutungen können auch im Rahmen eines Schädel-Hirn-Traumas auftreten.
d) Die Einstellung des arteriellen Blutdrucks ist bei einer SAB ein nachrangiges Therapieziel.
e) Acetylsalizylsäure zur Schmerztherapie ist bei SAB Mittel der Wahl, da durch Acetylsalizylsäure auch die auftretenden Vasospasmen günstig beeinflusst werden können.

Antworten

a) **Richtig.** Dem Kopfschmerzereignis vorausgehende Aktivitäten wie ruckartiges Heben schwerer Lasten oder Pressen verstärken den Verdacht auf eine zugrunde liegende SAB, sind aber keinesfalls obligat. Oftmals trifft die Symptomatik wie »ein Blitz aus heiterem Himmel«. Die Diagnose der SAB erfolgt primär mittels kontrastmittelfreier kranieller Computertomographie, falls diese negativ ist durch Lumbalpunktion. Die Blutungsquelle ist meist (90%) ein am Circulus arteriosus Willisii lokalisiertes Aneurysma.
b) **Richtig.** Die Blutung kann zu einer Reizung der Meningen führen und bei wachen Patienten fast immer zur Nackensteife.
c) **Richtig.** Häufigste Ursachen dabei ist die Zerreißung sogenannter »Brückenvenen«.
d) **Falsch.** Während man in der Notfallsituation mit noch unbekannter exakter Diagnose den Blutdruck eher senkt, wird er nach Aneurysmaverschluss systolisch auf mindestens 140–160 mmHg eingestellt (Triple H-Therapie).
e) **Falsch.** Acetylsalizylsäure ist bei SAB wegen der Erhöhung der Blutungsgefahr kontraindiziert. Zur Schmerztherapie kann z. B. Metamizol gegeben werden. Die Behandlung der Vasospasmen (z. B. mit Kalziumkanalantagonisten, Magnesium etc.) sowie die interventionelle Versorung der Blutungsquelle bleiben der Klinik vorbehalten.

95 Welche Aussagen zum zerebralen Insult sind richtig?

a) Der Schlaganfall stellt in Deutschland derzeit die fünfthäufigste Todesursache dar.
b) Männer sind häufiger von Schlaganfällen betroffen als Frauen.
c) Einem Schlaganfall liegt in 75% der Fälle ein ischämischer Hirninfarkt und in 25% eine intrazerebrale Blutung zugrunde.
d) Die präklinische Unterscheidung von ischämisch und hämorrhagisch bedingten Schlaganfällen ist von zentraler Bedeutung, da sich die einzuleitende präklinische Therapie deutlich unterscheidet.
e) Schlaganfälle können zu Beginn der Erkrankung mit epileptischen Anfällen einhergehen.

Antworten

a) **Falsch.** Der Schlaganfall ist nach Herz-Erkrankungen und Bronchialkarzinomen die dritthäufigste Todesursache und die häufigste Ursache von im Erwachsenenalter erworbener Behinderung.
b) **Richtig.** Entsprechend der Verteilung der kardiovaskulären Risikofaktoren sind Männer häufiger als Frauen von Schlaganfällen betroffen. Das Risiko steigt bei beiden Geschlechtern mit zunehmendem Alter.
c) **Falsch.** Ursache ist in ca. 80% ein ischämischer Hirninfarkt. Intrazerebrale Blutungen sind für ca. 15%, Subarachnoidalblutungen für ca. 5% der Schlaganfälle verantwortlich.
d) **Falsch.** Schlaganfälle ischämischer und hämorrhagischer Ätiologie sind präklinisch nicht zu unterscheiden. Da eine intrazerebrale Blutung präklinisch nicht sicher ausgeschlossen werden kann, darf präklinisch kein Heparin, keine Acetylsalizylsäure und keine andere gerinnungshemmende Substanz gegeben werden.
e) **Richtig.** Etwa 10% der Schlaganfälle gehen zu Beginn mit epileptischen Anfällen einher.

96 Welches sind die therapeutischen Prinzipien der präklinischen Versorgung des zerebralen Insults?

a) Suffiziente Oxygenierung.
b) Induktion eines supranormalen arteriellen Blutdrucks.
c) Restriktive Flüssigkeitstherapie.
d) Antithrombotische bzw. thrombolytische Medikation, vor allem bei ischämischem Hirninfarkt.
e) Der zügige Transport in eine geeignete Klinik hat hohe Behandlungspriorität.

Antworten

a) **Richtig.** Neben einer suffizienten Oxygenierung ist nach Möglichkeit auch auf eine Normokapnie zu achten, da eine Hyperkapnie einen ungünstigen Prädiktor darstellt und der Entwicklung eines Hirnödems Vorschub leisten kann.
b) **Falsch.** Therapieziel sind hoch-normale Blutdruckwerte zur Aufrechterhaltung des zerebralen Perfusionsdrucks. Werte über 220/120 mmHg sollten um bis zu 10% des Ausgangswerts abgesenkt werden. Bei Verdacht auf SAB sollte der Blutdruck auf 130–160 mmHg systolisch eingestellt werden.
c) **Falsch.** In bis zu zwei Dritteln der Fälle von Schlaganfall besteht ein Flüssigkeitsdefizit. Dies sollte ausgeglichen werden. Weitere Therapieziele sind Normothermie sowie die Normalisierung des Blutzuckerspiegels.
d) **Falsch.** Bis zum CT-gestützten Ausschluss einer intrakraniellen Blutung sind gerinnungshemmende Substanzen kontraindiziert.
e) **Richtig.** Die Möglichkeit zur Durchführung eines kranialen Computertomogramms zur Diagnostik des Schlaganfalls muss vorhanden sein. Die medikamentöse Therapie des ischämischen Schlaganfalls soll innerhalb von drei Stunden erfolgen, was einen raschen Transport und eine unmittelbare radiologische Diagnostik bedingt. Am besten Einlieferung in ein Krankenhaus mit »stroke unit«.

97 Welche der Aussagen zu zerebralen Anfallsleiden sind richtig?

a) Epilepsien sind Erkrankungen des Gehirns, bei denen chronisch-rezidivierende, unprovozierte Anfälle im Vordergrund der Symptomatik stehen und die nicht durch andere Grunderkrankungen bedingt sind.
b) Epileptische Anfälle sind in der Regel selbstlimitierend.
c) Die Einbringung eines Beißkeils steht im Zentrum der symptomatischen Therapie eines zerebralen Krampfanfalls.
d) Ein Status epilepticus bezeichnet einen zerebralen Krampfanfall, der über 30 Minuten andauert oder eine Serie von zerebralen Krampfanfällen, zwischen denen das Bewusstsein nicht wiedererlangt wird.
e) Patienten sollten nach einem zerebralen Krampfanfall immer einer ambulanten oder stationären Abklärung zugeführt werden.

Antworten

a) **Richtig.** Dies ist die Definition der genuinen Epilepsie. Neben dieser können auch symptomatische Epilepsien auf dem Boden entzündlicher, metabolisch-toxischer, vaskulärer oder traumatischer Grunderkrankungen des Gehirns zu zerebralen Krampfanfällen führen.
b) **Richtig.** Ein einzelner epileptischer Anfall bedarf keiner weiteren akuten Therapie, bei Gelegenheitsanfällen steht die Behandlung der zugrunde liegenden Erkrankung bzw. des Auslösefaktors im Vordergrund der therapeutischen Maßnahmen.
c) **Falsch.** Der Nutzen der Einbringung eines Beißkeils durch Rettungsdienstpersonal steht in keinem Verhältnis zu den zu befürchtenden Komplikationen (Zahnverletzungen, Aspiration, Verletzung des Helfers), insbesondere da der Zungenbiss meist zu Beginn eines tonisch-klonischen Krampfanfalls stattfindet.
d) **Richtig.** Dies ist die Definition des Status epilepticus. Neben der Verhinderung krampfassoziierter Komplikationen (Verletzungen, Aspiration, Hypoxie) steht die Durchbrechung des Status z. B. mit Benzodiazepinen, Antiepileptika und evtl. Barbituraten im Zentrum der Therapie.
e) **Falsch.** Bei Patienten mit anamnestisch bekannter Epilepsie und unverändertem Anfallsmuster sowie regelhaftem Wiedereintreten des Bewusstseins ohne Anhalt für eine zusätzliche Krankheit kann auf einen Transport verzichtet werden.

Notfälle im Kindesalter

98 Welche der Aussagen zu den physiologischen und epidemiologischen Besonderheiten im Kindesalter sind richtig?

a) Nach dem Motto »Ein Kind ist kein kleiner Erwachsener« gelten für Kinder gerade in der Notfallmedizin grundsätzlich andere Diagnose- und Therapiestrategien als für Erwachsene.
b) Kinder haben eine höhere Atemfrequenz, eine höhere Herzfrequenz, einen niedrigeren Blutdruck und ein niedrigeres Blutvolumen als Erwachsene.
c) Häufigste Ursache für Bradykardien im Kindesalter sind Intoxikationen.
d) Häufigste primäre Ursache für kardiozirkulatorische Notfälle im Kindesalter sind angeborene Herzvitien.
e) Die führende Todesursache bei Kindern unter einem 1 Jahr ist in Deutschland die Intoxikation mit Haushaltschemikalien.

Antworten

a) **Falsch**. Dieses Motto sollte beachtet, aber nicht überbewertet werden. Die notfallmedizinische Diagnostik und Therapie erfolgt – unter Beachtung der physiologischen Besonderheiten im Kindesalter – im Wesentlichen analog zum Erwachsenen.
b) **Richtig.** Dies ist bei der Beurteilung und Aufrechterhaltung der Vitalfunktionen unbedingt zu beachten. Die Wiederherstellung oder Aufrechterhaltung der Normothermie hat im Kindesalter einen besonderen Stellenwert. Da die Körperoberfläche von Kinder relativ zum Körpergewicht im Vergleich zu Erwachsenen erheblich größere ist, sind sie stark von Auskühlung oder Überhitzung bedroht.
c) **Falsch.** Häufigste Ursache einer Bradykardie im Kindesalter ist die Hypoxie. Die Therapie muss unverzüglich durch Gabe von Sauerstoff bzw. Atropin erfolgen und auf die Ursache der Hypoxie ausgerichtet sein (z. B. Fremkörperaspiration).
d) **Richtig.** Häufiger jedoch sind kardiozirkulatorische Notfälle die Folge von respiratorischen Störungen, die ihrerseits die häufigste Ursache nicht-traumatologischer Notfälle im Kindesalter sind.

e) **Falsch.** Führende Todesursache in diesem Alter sind Unfallfolgen, weltweit gesehen ist es die Dehydratation.

99 Welche Aussagen zu therapeutischen Besonderheiten im Kindesalter sind richtig?

a) Da bei Kleinkindern die engste Stelle des oberen Atemwegs subglottisch liegt, muss der Kopf und der Hals zur Sicherung der Atemwege weiter überstreckt werden als beim Erwachsenen.
b) Zur Infusionstherapie sollen präklinisch nur spezielle Infusionslösungen für Kinder verwendet werden, da die bei Erwachsenen eingesetzten Vollelektrolytlösungen bei Kindern zu Elektrolytentgleisungen führen.
c) Die Regellänge des Guedel-Tubus (entsprechend der Enfernung Mundwinkel zum Ohrläppchen) gilt auch im Kindesalter.
d) Die korrekte Formel zur Bestimmung des geeigneten Endotrachealtubus ab dem Kleinkindalter lautet: Innendurchmesser in mm = (Alter in Jahren + 4) / 4.
e) Auf intraossäre Punktionen sollte präklinisch wegen der hohen Infektionsgefahr verzichtet werden.

Antworten

a) **Falsch.** Eine weite Überstreckung von Kopf und Hals führt beim Kind zu keiner verbesserten Atemwegssicherung. Zur Freihaltung der Atemwege wird beim Kleinkind der Unterkiefer mit dem Esmarch-Handgriff angehoben und durch den großen Umfang des Hinterhaupts ist die Schnüffelstellung die ideale Kopflagerung.
b) **Falsch.** Präklinisch können Vollelektrolytlösungen und kolloidale Plasmaersatzlösungen mit entsprechender Dosisanpassung verwendet werden. Glukosehaltige Lösungen sollten primär nicht verwendet werden.
c) **Richtig.** Auf diese Weise kann auch im Kindesalter der geeignete Guedel-Tubus bestimmt werden.
d) **Falsch.** Die Formel lautet: Innendurchmesser in mm = (Alter in Jahren / 4) + 4. In der Praxis hat es sich auch bewährt, den geeigneten Tubusdurchmesser anhand des Durchmessers des kleinen Fingers des Patienten abzuschätzen.
e) **Falsch.** Kann kein intravenöser Zugang hergestellt werden (Hand- und Fußrücken, Unterarm oder Kopfhaut), stellt die intraossäre Punktion der Tibia im proximalen Drittel das Verfahren der Wahl dar.

100 Welche Aussagen zum Syndrom des plötzlichen Kindstods sind richtig?

a) Die Hauptinzidenz des plötzlichen Kindstods (SIDS) liegt zwischen dem 2. und 4. Lebensjahr.
b) Den meisten Fällen von SIDS hätte durch entsprechende Vorsorgeuntersuchungen mit Bestimmung des individuellen SIDS-Risikos vorgebeugt werden können.
c) Zu den Risikofaktoren, die mit einer erhöhten Inzidenz des SIDS assoziiert sind, gehören Bauch- oder Seitenlage des Säuglings im Schlaf, Bedeckung des Kopfes durch die Bettdecke und Überwärmung des Säuglings.
d) Ursache für das SIDS ist immer eine zentrale Atemregulationsstörung.
e) Der plötzliche Kindstod muss als »ungeklärte Todesursache« im Leichenschauschein angekreuzt und kriminalpolizeiliche Ermittlungen und eine Obduktion sollen durchgeführt werden.

Antworten

a) **Falsch.** Die Hauptinzidenz des plötzlichen Kindstods liegt zwischen dem 2. und 4. Lebensmonat. Er tritt aber auch bei Neugeborenen und selten bei Kleinkindern im ersten Lebensjahr auf.
b) **Falsch.** Es ist bis heute nicht möglich, das individuelle Risiko eines Säuglings, an SIDS zu versterben, vorherzusagen.
c) **Richtig.** Auch ein Fall von SIDS in der Familie sowie Drogen- und Nikotinabusus während der Schwangerschaft zählen zu den Risikofaktoren.
d) **Falsch.** Das SIDS ist definiert als plötzlicher Tod ohne »auch nach Obduktion erkennbare Ursache«. Sollte ein Säugling wegen eines nicht erkannten Herzvitiums oder eines übersehenen Stoffwechseldefektes versterben, wäre diese zwar ein plötzlicher und unerwarteter Todesfall, aber kein SIDS.
e) **Richtig.** Der Tod als Folge einer Kindesmisshandlung kann durch eine Obduktion ausgeschlossen werden und evtl. zu einer Klärung des Krankheitsbilds beitragen.

101 Welche Aussagen zur pädiatrischen Reanimation sind richtig?

a) Ähnlich wie bei Erwachsenen sind Herzrhythmusstörungen wie ventrikuläre Tachykardien oder Kammerflimmern häufigste Ursache eines Herz-Kreislauf-Stillstands beim Säugling und Kleinkind.
b) Unmittelbar postpartal sollte dann mit einer Herzdruckmassage begonnen werden, wenn unter suffizienter Beatmung die Herzfrequenz des Neugeborenen unter 30/min abfällt.
c) Im Rahmen einer postpartalen Reanimation sollen Medikamente nicht über den endotrachealen Tubus gegeben werden, da eine sichere transpulmonale Resorption nicht stattfindet.
d) Die Dosierung von Adrenalin im Rahmen der pädiatrischen Reanimation beträgt 10 µg/kg Körpergewicht i. v.
e) Kinder unter 25 kg Körpergewicht sollen nicht defibrilliert werden.

Antworten

a) **Falsch.** In der Regel liegt dem Herz-Kreislauf-Stillstand beim Säugling und Kleinkind primär ein respiratorisches Versagen mit Hypoxie und hypoxischem Herzstillstand zugrunde.
b) **Falsch.** Unter einer suffizienten Beatmung sollte mit der Herzdruckmassage bereits ab einer Herzfrequenz unter 60/min begonnen werden.
c) **Falsch.** Steht im Rahmen einer postpartalen Reanimation kein venöser Zugang zur Applikation von Medikamenten zur Verfügung, ist die Applikation über den liegenden Endotrachealtubus Methode der Wahl. Weitere Applikationswege sind die intraossäre Punktion und die Kanülierung der Nabelvene.
d) **Richtig.**
e) **Falsch.** Es besteht keine Altersgrenze, unterhalb derer Kinder nicht defibrilliert werden dürfen. Die empfohlene Energie ist auch bei Kleinkindern 2 J/kg Körpergewicht (4 J/kg Körpergewicht ab der dritten Defibrillation). Automatische externe Defibrillatoren sollten bei Kindern unter 1 Jahr derzeit nicht zur Anwendung kommen.

102 Welche Aussagen zum Pseudokrupp sind richtig?

a) Pseudokrupp äußert sich unter anderem durch Heiserkeit, bellenden Husten, Stridor, Tachypnoe oder Dyspnoe und meist nur mäßiges Fieber.
b) Häufigster Erreger des Pseudokrupp ist *Petrophaga lorioti.*
c) Pathophysiologische Ursache der Atemnot ist ein Ödem der subglottischen Schleimhaut.
d) Die Therapie besteht in der intravenösen Applikation von Kortikosteroiden nach endotrachealer Intubation.
e) Wichtige Differenzialdiagnosen des Pseudo-Krupp-Syndroms sind die Epiglottitis und die Fremdkörperaspiration.

Antworten

a) **Richtig.** Dies ist die typische klinische Präsentation des Pseudo-Krupp-Syndroms (Laryngitis subglottica), das typischerweise bei Kindern zwischen 6 Monaten und 6 Jahren auftritt. Die Klinik ähnelt der des echten Krupp, also der bakteriell bedingten Diphterie. Diese ist aufgrund der hohen Durchimpfungsrate der Bevölkerung in Deutschland selten geworden.
b) **Vielleicht.** In der Literatur werden üblicherweise Parainfluenza-, Adeno-, RS- und Rhinoviren als Erreger des Pseudo-Krupp-Syndroms genannt. Aufgrund der hohen Virophagierate von *Petrophaga lorioti* (lt. Pschyrembel: die Steinlaus) führt die gleichzeitige Besiedlung mit diesem Erreger Einzelfallberichten zufolge zu einem besonderen Verlauf des Pseudo-Krupps.
c) **Richtig.** Das Schleimhautödem führt zur Obstruktion des subglottischen Raums und damit zur Atemnot.
d) **Falsch.** Meist führt das Einatmen von kühler Luft (geöffnetes Fenster, Kühlschrank) bereits zu einer Linderung der Atemnot. Es besteht eine ausgeprägte Ängstlichkeit und ein beruhigendes Einwirken von Seiten des Arztes lindert die Symptome. Als weitere Maßnahmen kann die rektale Applikation von Kortikosteroiden indiziert sein und in seltenen Fällen die Vernebelung von Adrenalin in die Atemluft.
e) **Richtig.** Das Pseudo-Krupp-Syndrom ist – im Gegensatz zu den genannten Differenzialdiagnosen – in den seltensten Fällen vital bedrohlich.

103 Welche Aussagen zur Epiglottitis sind richtig?

a) Als Erreger der Epiglottitis gilt Haemophilus influenzae B.
b) Der Verlauf der Epiglottitis ist häufig perakut.
c) Typischerweise findet der Notarzt den Patienten mit Atemnot, nicht hustend, mit Speichelfluss und in schwerkrankem Allgemeinzustand vor.
d) Zur Diagnosesicherung ist die präklinische Inspektion des Rachens unabdingbar.
e) Bei einer SpO_2 von über 90% können die Patienten nach Gabe eines Kortikosteroid-Suppositoriums zu Hause gelassen werden.

Antworten

a) **Richtig.** Die Epiglottitis ist eine durch Haemophilus influenzae B bedingte akute Atemwegserkrankung. Die Inzidenz sinkt aufgrund der breiten Durchimpfung der Kinder gegen Haemophilus influenzae B.
b) **Richtig.** In der perakuten Schwellung der Epiglottis und der dadurch bedingten kompletten Obstruktion des Larynx liegt die potenzielle vitale Gefährdung durch die Epiglottitis.
c) **Richtig.** Dies ist die typische Klinik der Epiglottitis.
d) **Falsch.** Die präklinische Inspektion des Pharynx ist kontraindiziert. Es besteht die Gefahr der kompletten Atemwegsobstruktion infolge der Manipulation im Pharynx.
e) **Falsch.** Bei Verdacht auf Epiglottitis ist ein Kliniktransport dringend indiziert. Der Transport in eine geeignete Klinik erfolgt unter Sauerstoffgabe. Eine Intubation sollte nicht elektiv versucht werden und nur unter klinischen Bedingungen mit Herstellung einer Tracheotomiebereitschaft durch in der Intubation von Kindern geübten Ärzten durchgeführt werden. Die Kausaltherapie besteht in der Verabreichung von Antibiotika.

104 Welche Aussagen zur Fremdkörperaspiration sind richtig?

a) Die Fremdkörperaspiration ist die häufigste Ursache akuter Atemnot im Kleinkindalter.
b) Fremdkörperaspirationen können inapperent verlaufen.
c) Die Aspiration von Fremdkörpern führt meist zu einer kompletten Verlegung der oberen Atemwege.
d) Verschlucken von Fremdkörpern kann zu akuter Atemnot führen.
e) Bei akuter Erstickungsgefahr nach Fremdkörperaspiration ist die sofortige Koniotomie Mittel der Wahl.

Antworten

a) **Falsch.** Häufigste Ursache akuter Atemnot im Kleinkindalter ist der Pseudo-Krupp, gefolgt von der Fremdkörperaspiration.
b) **Richtig.** In einigen Fällen werden kleine Fremdkörper (z. B. Erdnuss) tief in den Bronchialbaum aspiriert, sodass es zu keiner akuten Atemnot kommt. Der chronische Verschluss distaler Atemwege führt zu einem chronischen Verlauf mit rezidivierenden bronchopulmonalen Infekten.
c) **Falsch.** Häufig werden kleine Fremdkörper wie Erdnüsse und Gummibärchen verschluckt. Diese werden meist in die Segmentbronchien aspiriert und es kommt zu keiner Verlegung der oberen Atemwege.
d) **Richtig.** Große Fremdkörper, die im Ösophagus stecken bleiben, können zu einer Kompression der Trachea von dorsal mit kompletter Verlegung führen.
e) **Falsch.** Die Koniotomie ist bei supraglottisch lokalisierten Fremdkörpern nicht indiziert, bei infraglottisch liegenden Fremdkörpern nutzlos. Es sollte zunächst versucht werden, den Fremdköper in Kopftieflage des Patienten durch Schläge zwischen die Schulterblätter loszurütteln. Führt das nicht zum Erfolg, kann eine laryngoskopische Inspektion des Pharynx erfolgen, um eventuell supraglottisch festsitzende Fremdkörper mit einer Magill-Zange zu entfernen. Bei Kindern unter 1 Jahr können infraglottisch lokalisierte Fremdkörper durch Thoraxkompressionen (wie bei der Herzdruckmassage, nur schärfer und langsamer) am liegenden Patienten gelöst werden. Durch abdominelle Kompressionsversuche, die bei Kindern erst ab einem Alter über 1 Jahr versucht werden sollten, kann man auf zweierlei Weise vorgehen: im Liegen mit abdominellen Kompressionen von ventral oder

beim stehenden Patienten mit beidseits umfassenden Armen von dorsal (Heimlich-Manöver). Darüber hinaus können Fremdkörper unter Umständen durch endotracheale Intubation tiefer vorgeschoben werden, um dann wenigstens eine Lunge beatmen zu können.

105 Verletzungen im Kindesalter

a) Mit einem Schädel-Hirn-Trauma ist bei einem polytraumatisierten Kind aufgrund der noch relativ elastischen Kalotte eher selten zu rechnen.
b) Die Hypovolämie stellt bei kindlichen Traumapatienten selten ein Problem dar, da Kinder im Vergleich zu Erwachsenen über potente Kompensationsmechanismen, wie z. B. den Milzblutspeicher, verfügen.
c) Die Untersuchung und Behandlung von traumatisierten Kindern erfolgt analog zu Erwachsenen nach dem ABCDE-Schema.
d) Der intraossäre Zugang ist für polytraumatisierte Patienten nicht geeignet, da über ihn ein aggressiver Volumenersatz nicht möglich ist.
e) Die Normothermie gehört bei polytraumatisierten Kindern zu den vorrangigen Therapiezielen.

Antworten

a) **Falsch.** Bei 75% der polytraumatisierten Kinder findet sich ein Schädel-Hirn-Trauma. Am häufigsten ist die Verletzung der Extremitäten (85% der Polytraumata), Thorax (20%), Abdomen (15%), Becken (10%) und Wirbelsäule (5%) sind dagegen seltener betroffen.
b) **Falsch.** Ein Volumenmangel tritt bei Kindern ebenso ein. Die Kompensationsmechanismen sind sogar weniger ausgeprägt als bei Erwachsenen (geringe Compliance des Ventrikelmyokards), einen Milzblutspeicher gibt es nicht. Ab einem Verlust von 15% des Blutvolumens (entspricht ca. 35 ml bei Säuglingen!) ist von einer relevanten Hypovolämie auszugehen.
c) **Richtig.** Untersuchung und Therapie erfolgen nach dem ABCDE-Schema: A – **Airway**: Atemwege freimachen und freihalten; B – **Breathing**: Sicherung der Ventilation durch Stabilisierung der Atemmechanik bzw. Beatmung; C – **Circulation**: Stabilisierung der Herz-Kreislauf-Funktion, Blutungskontrolle; D – **Disability**: Beurteilung des neurologischen Status (auch **Drugs**); E – **Exposition**: Untersuchung auf Begleitverletzungen (auch **EKG**).
d) **Falsch.** Der intraossäre Zugang eignet sich gerade bei polytraumatisierten Kindern, da er rasch platziert ist und die Infusion auch großer Volumina erlaubt.

e) **Richtig.** Kinder kühlen schnell aus. Hypothermie führt zu einer metabolischen Azidose sowie zu arterieller Hypotonie und Bradykardie. Dies ist bei traumatisierten Kindern unbedingt zu vermeiden.

Notfälle bei Schwangeren und Neugeborenen

106 Welche Aussagen zu folgendem Fallbeispiel sind richtig?

Sie werden zu einer 28-jährigen komatösen Patientin gerufen, die nach Angabe ihres Ehemanns in der 38. Schwangerschaftswoche ist. Sie habe einen etwa 2 Minuten dauernden generalisierten Krampfanfall mit Urinabgang gehabt, nachdem sie zuvor über Kopfschmerzen und Augenflimmern geklagt habe. Während des Krampfanfalls habe ein Atemstillstand bestanden. Der Blutdruck beträgt 190/110 mmHg, die Herzfrequenz 100/min und die Sauerstoffsättigung 95%.

a) Die Diagnose lautet Erstmanifestation einer Epilepsie.
b) Da die Patientin komatös ist, wird sie umgehend intubiert und kontrolliert beatmet.
c) Die Patientin erhält zur Prophylaxe weiterer Anfälle Phenytoin i. v.
d) Die Patientin erhält Diazepam i. v.
e) Die Patientin wird in eine neurologische Spezialklinik transportiert.

Antworten

a) **Falsch.** Obwohl die Epilepsie differenzialdiagnostisch abgegrenzt werden muss, ist hier die wahrscheinlichere Diagnose die Eklampsie. Die Eklampsie ist definiert als das Auftreten von Krampfanfällen oder Koma bei bestehender Präeklampsie. Pathophysiologisch besteht ein generalisierter Vasospasmus, der zu einem Multiorganversagen führen kann.
b) **Falsch.** Die Patientin muss intensivmedizinisch überwacht werden, Intubation und Beatmung sind aber nur in absoluten Ausnahmefällen notwendig. Die Patientin sollte zur Aspirationsprophylaxe in Linksseitenlage gebracht werden und Sauerstoff erhalten.
c) **Falsch.** Phenytoin ist bei der Eklampsie nicht indiziert. Stattdessen sollte ein Krampfanfall durch Magnesium (16 mmol/l Mg^{2+} [entpricht ca. 4g 10%igem $MgSO_4$] i. v. über 5 Minuten, anschließend 4-8 mmol/h im Perfusor) unterbrochen werden. Die Magnesiumgabe dient auch der Anfallsprophylaxe.
d) **Richtig.** Zur Durchbrechung des Anfalls können auch Benzodiazepine eingesetzt werden (Diazepam, 5–20 mg i. v.). Die weitere Anfallsprophylaxe erfolgt mit Magnesium.

e) **Falsch.** Die einzige kausale Therapie der Präeklampsie bzw. Eklampsie ist die schnellstmögliche Entbindung. Die Patientin sollte daher in eine geburtshilfliche Abteilung mit der Möglichkeit der Intensivüberwachung transportiert werden.

107 Welche Aussagen zur vorzeitigen Plazentalösung sind richtig?

a) Eine vorzeitige Plazentalösung kündigt sich meist über mehrere Tage durch vaginale Schmierblutungen an.
b) Sie ist meist mit abdominellen Schmerzen verbunden.
c) Ein hämorrhagischer Schock kann die Folge sein.
d) Sie zeigt sich immer durch massive vaginale Blutungen.
e) Sie kann zu einer Verbrauchskoagulopathie führen.

Antworten

a) **Falsch.** Bei der vorzeitigen Plazentalösung fehlen Prodromi meist völlig, sie tritt häufig perakut auf. Leitsymptom ist die vaginale Blutung. Differenzialdiagnostisch ist die Plazenta praevia abzugrenzen.
b) **Richtig.** Während bei der Placenta praevia Schmerzen nicht selten vollständig fehlen, treten bei der vorzeitigen Plazentalösung üblicherweise akut schwere abdominelle Schmerzen auf, die vermutlich durch das raumfordernde Hämatom bedingt sind.
c) **Richtig.** Der Blutverlust kann einen schweren hämorrhagischen Schock zur Folge haben. Die Therapie am Notfallort besteht daher vor allem in der Schockbehandlung durch Volumensubstitution und Sauerstoffgabe.
d) **Falsch.** Die vaginale Blutung ist zwar ein Leitsymptom, sie kann aber auch okkult sein. Trotz fehlender vaginaler Blutung kann das intrauterine Hämatom einen Volumenverlust verursachen, der einen schweren Schockzustand bedingt.
e) **Richtig.** Als Folge der Blutung kann eine Gerinnungsstörung bis hin zur Verbrauchskoagulopathie auftreten.

108 Welche Aussagen zu folgendem Fallbeispiel sind richtig?

Sie werden zu einer 28-jährigen Patientin gerufen, die unter starken Bauchschmerzen und Übelkeit leidet. Die Patientin klagt über Luftnot, der Allgemeinzustand erscheint reduziert. Sie berichtet, der Bauchumfang habe in den letzten Tagen deutlich zugenommen. Sie sei derzeit in der Kinderwunschambulanz der nahen Universitätsklinik in Behandlung.

a) Die Beschwerden der Patientin sind vermutlich iatrogen.
b) Ursache der Dyspnoe ist vermutlich Aszites und/oder Pleuraerguss.
c) Die Patientin sollte 5 000 IE Heparin i. v. erhalten.
d) Die Patientin sollte kristalloide Infusionen erhalten.
e) Bei der Patientin sollte umgehend eine Aszitespunktion erfolgen.

Antworten

a) **Richtig.** Die Patientin leidet vermutlich unter einem ovariellen Überstimulationssyndrom. Die Patientinnen erhalten im Rahmen einer Sterilitätstherapie zur ovariellen Stimulation Gonadotropin-Releasing-Hormon-Agonisten und humanes Choriongonadotropin. Dieses Krankheitsbild kann lebensbedrohlich sein.
b) **Richtig.** Aszites und Pleuraerguss gehören bei manifesten Überstimulationssyndromen zum Krankheitsbild. Neben Übelkeit, Erbrechen und Durchfall können auch Störungen der Nierenfunktion und die Aktivierung des Gerinnungssystems hinzukommen.
c) **Richtig.** Zur Thromboembolieprophylaxe erhält die Patientin Heparin i. v.
d) **Richtig.** Adäquater Flüssigkeitsersatz (2–3 l Kristalloide, ggf. auch Kolloide) ist aufgrund der Volumenverluste in das Abdomen indiziert.
e) **Falsch.** Die Therapie des Aszites erfolgt internistisch, eine Aszitespunktion ist nur in seltenen Fällen indiziert und erfolgt dann natürlich in der Klinik.

109 Welche der folgenden Basismaßnahmen gehören zur Erstversorgung eines Neugeborenen?

a) Taktile Stimulation.
b) Absaugen.
c) O_2-Insufflation.
d) Schutz vor Wärmeverlust.
e) Orotracheale Intubation.

Antworten

a) **Richtig.** Abtrocknen der Neugeborenen und Abreiben der Vernix caseosa (»Käseschmiere«) stellt für die Mehrzahl der Neonaten eine ausreichende Stimulation für den Atemantrieb dar. Gegebenenfalls kann durch leichte Schmerzreize eine stärkere Stimulation durchgeführt werden.
b) **Richtig.** Durch schonendes Absaugen, zuerst des Mundes und anschließend der Nase, können Obstruktionen der Atemwege meist beseitigt werden. Hierbei muss man mit Bedacht und vorsichtig vorgehen, da zu aggressives Absaugen einen Laryngospasmus, eine Bradykardie oder pharyngeale Blutungen auslösen kann.
c) **Richtig.** Bei insuffizienter Atmung bzw. Zyanose sollte eine Insufflation von Sauerstoff über eine Maske durchgeführt werden.
d) **Richtig.** Zügiges Abtrocknen, das Abdecken mit vorgewärmten Tüchern und die Versorgung unter einer Wärmelampe verhindern das schnelle Auskühlen des Neugeborenen.
e) **Falsch.** Die Intubation des Neugeborenen ist keine Basismaßnahme der Erstversorgung und ist speziellen Indikationen (indizierte längere Beatmung, kardiopulmonale Reanimation, tracheales Absaugen bei Mekoniumaspiration, insuffiziente Maskenbeatmung, spezielle Krankheitsbilder) vorbehalten. Bevor überhaupt eine endotracheale Intubation erwogen wird, sollte mittels Maskenbeatmung ein positiver Atemwegsdruck aufgebaut werden. Diese CPAP-Manöver können auch wiederholt werden und die Oxygenierung entscheidend verbessern.

110 Welche Aussagen zur Erstversorgung und Reanimation von Neugeborenen sind richtig?

a) Der Apgar-Score wird 1, 5 und 10 Minuten nach der Entbindung bestimmt.
b) Eine persistierende Herzfrequenz von 60/min entspricht einem Herz-Kreislauf-Stillstand.
c) Der Druckpunkt für die Thoraxkompression liegt im unteren Sternumdrittel.
d) Bei der Reanimation sollte ein Verhältnis von Thoraxkompression zu Beatmung von 3:1 angewendet werden.
e) Die endotracheale Applikation von Adrenalin ist der intravenösen vorzuziehen.

Antworten

a) **Richtig.** Der Apgar Score wird 1, 5 und 10 Minute postpartal erhoben. Die Punkte werden addiert und ergeben einen Apgar Wert zwischen 0 und 10 (**Tab. 7**).

Tab. 7 Apgar-Score.

	0	1	2
Atmung	Keine	Flach, unregelmäßig	Regelmässig, Schreien
Puls	Nicht tastbar	<100/min	>100/min
Grundtonus	Schlaff	Wenig Extremitätenbewegung	Aktive Bewegung
Aussehen	Blau, blass	Stamm rosig, Extremitäten blau	Rosig
Reflexe (Absaugen)	Keine Reaktion	Grimassieren, Schreien	Husten, kräftiger Schrei

b) **Richtig.** Bevor eine Thoraxkompression erfolgt, sollte zunächst mit Beutel und Maskenbeatmung die Lungenentfaltung unterstützt werden. Hiermit lässt sich in der überwiegenden Mehrzahl der Adapationsstörungen des Neugeborenen eine Bradykardie beseitigen. Erst wenn unter mehrmaligen CPAP-Manövern die Herzfrequenz nicht über 100/min steigt, sollte eine Herzdruckmassage begonnen werden.

c) **Richtig.** Es kommen prinzipiell 2 Methoden der Herzdruckmassage bei Neonaten zur Anwendung. Die 2-Finger Methode (eignet sich für die 1-Helfer Methode) und die von kaudal umgreifende 2-Daumen Technik (für die 2-Helfer Methode).
d) **Falsch.** Ein Verhältnis von Kompressionen zu Beatmungen von 15:2 (bis 30:2) sollte angestrebt werden. Wichtig ist, dass möglichst keine Pausen zur Beatmung in der Herzdruckmassage gemacht werden, um den durch Herzdruckmassage aufgebauten Minimalkreislauf nicht einbrechen zu lassen. Allerdings ist die Qualität der Kompressionen und der Beatmung von größerer Bedeutung als die Frequenz. Eine Herzdruckfrequenz von 100/min wird angestrebt.
e) **Falsch.** Die intravenöse Gabe ist vorzuziehen. Wenn sich kein intravenöser Zugang legen lässt, sollte die intraossäre Gabe bevorzugt werden.

HNO-Notfälle

111 Welche Aussagen zum Nasenbluten sind richtig?

a) Nasenbluten ist in den meisten Fällen harmlos.
b) Es hat in den meisten Fällen systemische Ursachen.
c) Durch Kühlung des Nackens kann gemindert werden.
d) Es kann durch Kompression der Nasenflügel gestillt werden.
e) Es besteht kein Anlass für einen notfallmäßigen Transport in eine HNO-Klinik.

Antworten

a) **Richtig.** Nur selten sind Blutungen aus der Nase kreislaufwirksam und lebensbedrohlich.
b) **Falsch.** In den meisten fällen sind lokale Ursachen wie digitale Manipulationen, Rhinitis, Trauma oder Tumorarrosionen für das Nasenbluten verantwortlich. Zu den systemischen Ursachen zählen ein arterieller Hypertonus, die Einnahme von Antikoagulantien oder ein Morbus Osler.
c) **Richtig.** Die Kühlung des Nackens führt zu einer reflektorischen Vasokonstriktion.
d) **Richtig.** Liegt die Blutungsquelle im Bereich der Nasenflügel, kann die Kompression zum Sistieren der Blutung führen. Es ist darauf zu achten, dass der Patient Blut, das über den Rachen abfließt, nicht schluckt, da dies die Gefahr einer späteren Aspiration birgt.
e) **Falsch.** Ist die Blutung nicht zu stillen, wird der Patient mit einem venösen Zugang versorgt und einem HNO-Arzt zur weiterführenden Diagnostik und Therapie vorgestellt. Der Patient wird dabei sitzend oder halbliegend mit erhöhtem Oberkörper gelagert, um den hydrostatischen Druck an der Blutungsquelle niedrig zu halten und das aktive und passive Abfließen des Blutes aus dem Pharynx zu erleichtern. Den Patienten anweisen, das Blut nicht zu schlucken!

112 Welche Aussagen zu akuten Störungen des Hör- und Gleichgewichtsorgans sind richtig?

a) Schwindel stellt keine eigenständige Erkrankung, sondern ein Symptom dar.
b) Der Morbus Menière zählt zu den häufigsten Ursachen für Schwindel.
c) Akut aufgetretener Schwindel in Verbindung mit Nystagmus kann Anzeichen eines Kleinhirninfarktes sein.
d) Zur Behandlung von Schwindel stehen präklinisch keine geeigneten Medikamente zur Verfügung.
e) Nach akustischem Trauma plötzlich auftretende Ohrgeräusche, die die Umgebungsgeräusche überdecken, sind typische Zeichen des Hörsturzes.

Antworten

a) **Richtig.** Schwindel ist nach Kopfschmerz das zweithäufigste Symptom in der ärztlichen Allgemein- und neurologischen Praxis. Die Ursachen sind vielfältig: natürliches Phänomen, visuell ausgelöster Schwindel, psychogen, internistische Erkrankungen (z. B. arterieller Hypertonuns), medikamenten-induziert und der typische Drehschwindel bei Menière-Krankheit (Morbus Menière), der durch Drehschwindel mit Erbrechen, einem Druckgefühl im Ohr und zunehmender Schwerhörigkeit des betroffenen Ohrs charakterisiert ist.
b) **Richtig.** Der Morbus Menière ist eine Ursache des peripher-vestibulär bedingten Schwindels und ist zusammen mit dem benignen paroxysmalen Lagerungsschwindel und der Neuritis vestibularis für ca. 30% der Schwindelanfälle verantwortlich. Schwindel kann daneben zentral-vestibulär, psychogen-phobisch sowie kardiozirkulatorisch bedingt sein.
c) **Richtig.** Schwindel, Ataxie und Nystagmus gehören zu den typischen Symtomen des Kleinhirninfarktes. In bis zu 30% der Fälle entwickelt sich innerhalb Stunden bis Tagen ein raumforderndes Hirnödem mit Hirnstammkompression, das unbehandelt eine Letalität von etwa 80% aufweist!
d) **Falsch.** Für die Therapie kommen z. B. Benzodiazepine wie Diazepam und Antihistaminika wie Dimenhydrinat in Frage.

e) **Falsch.** Der Hörsturz wird definiert durch plötzlich auftretende Innenohrschwerhörigkeit bis zur Ertaubung, die meist aus völliger Gesundheit heraus auftritt. Die präklinische Therapie ist nicht obligat, kann aber durch Infusion von Kolloiden (zur Verbesserung der Mikrozirkulation) eingeleitet werden.

Ophtalmologische Notfälle

113 Welche Aussagen zum akuten Glaukomanfall sind richtig?

a) Die plötzliche Sehverschlechterung kann Symptom eines akuten Glaukomanfalls sein.
b) Der akute Glaukomanfall kann definiert werden als sich rasch entwickelndes Engwinkelglaukom mit starken Schmerzen und einer Erhöhung des Augeninnendrucks um das 3- bis 5-fache der Norm.
c) Weitere Symptome des akuten Glaukomanfalls sind Augenschmerzen und frontal betonte Kopfschmerzen.
d) Patienten mit akutem Glaukomanfall sollten immer sitzend transportiert werden.
e) Eine präklinische Therapie des akuten Glaukomanfalls ist nicht möglich.

Antworten

a) **Richtig.** Weitere Ursachen einer plötzlichen Sehverschlechterung sind retinale Gefäßverschlüsse, eine Netzhautablösung, eine Neuritis nervi optici sowie eine anteriore ischämische Optikusneuropathie.
b) **Richtig.** Ursache eines akuten Glaukomanfalls ist meist eine akute Abflussstörung des Kammerwassers bei verengtem Kammerwinkel.
c) **Richtig.** Auch Erbrechen, Schwindel und Wahrnehmung von Farbringen um Lichtquellen können Symptome eines akuten Glaukomanfalls darstellen.
d) **Falsch.** Die Patienten können sowohl sitzend als auch liegend transportiert werden, am besten in der Lagerung, die den Patienten am angenehmsten ist.
e) **Falsch.** Die Therapie besteht in der topischen Applikation von engstellenden Augentropfen (z. B. Pilocarpin, häufig im Besitz des Patienten) und unter Umständen in der intravenösen Applikation von Acetazolamid. Die symptomatische Therapie kann bei Bedarf ergänzt werden durch Antiemetika und Analgetika.

114 Welche Aussagen zu Augenverletzungen sind richtig?

a) Das Auge ist in ca. 0,5–1% aller Verletzungen betroffen.
b) Bei offenen Augenverletzungen darf keinerlei Manipulation am Auge erfolgen.
c) Bei Verletzungen des Auges wird das Auge locker steril abgedeckt.
d) Verhindert ein Blepharospasmus die Spülung des Auges, so soll dieser mechanisch durchbrochen werden.
e) Antiemetika sind bei perforierenden Augenverletzungen kontraindiziert.

Antworten

a) **Falsch.** Etwa 7–10% aller Verletzungen betreffen das Auge, wobei die Inzidenz offener Augenverletzungen (Bulbus eröffnet) in Deutschland bei ca. 3:100 000 Einwohner liegt.
b) **Richtig.** Verletzungen durch Säuren oder Laugen sowie Verbrennungen erfordern jedoch die reichliche Spülung des Auges mit Wasser (»Spülen, spülen und spülen«).
c) **Richtig.** Im Allgemeinen wird empfohlen, das unverletzte Auge mit abzudecken, um konsensuelle Bewegungen des verletzten Auges zu vermeiden. Eine Schutzschale wäre optimal, wird aber meist (KTW, RTW) nicht mitgeführt.
d) **Falsch.** Aufträufeln von Lidocain 0,5–2% kann zur Durchbrechung eines Lidkrampfes führen. Die mechanische Lösung des Blepharospasmus ist obsolet.
e) **Falsch.** Übelkeit und Erbrechen müssen unbedingt vermieden werden, um den Prolaps intraokulären Gewebes zu verhindern. Antiemetika sind also indiziert.

Urologische Notfälle und vaginale Blutungen

115 Welche Aussagen sind richtig?

a) Ein akuter Harnverhalt muss bereits präklinisch durch transurethrale Blasenkatheterisierung therapiert werden.
b) Bei Verdacht auf akute Hodentorsion muss der Patient baldmöglichst dem ärztlichen Bereitschaftsdienst vorgestellt werden.
c) Eine Differenzialdiagnose des Hodenschmerzes ist die Epididymitis.
d) Hinter einer vaginalen Blutung kann sich ein Abort verbergen.
e) Ein akutes Abdomen kann gynäkologische Ursachen haben.

Antworten

a) **Falsch.** Eine präklinische Blasenkatheterisierung ist nur bei sehr langen Transportwegen indiziert. Wünschenswert ist es, dass der Harnverhalt vor Ort beseitigt wird. Offensichtlich hängt dies aber von der Verfügbarkeit einer Person vor Ort ab, der in der Lage ist, einen transurethralen Katheterismus korrekt durchzuführen. In den meisten Fällen kann der Patient unter suffizienter Analgesie (Metamizol, Tramadol) in eine urologische Klinik transportiert werden.
b) **Falsch.** Besteht der Verdacht auf akute Hodentorsion (plötzlich auftretende, stärkste Schmerzen im Hoden, die bis in die Leiste ausstrahlen können), ist ein unverzüglicher Transport in eine chirurgische oder urologische Klinik zur dringlichen operativen Freilegung indiziert. Betroffen sind meist Jungen im ersten Lebensjahr und in der Pubertät.
c) **Richtig.** Der Beginn ist (im Gegensatz zur Hodentorsion) subakut, es besteht häufig Fieber und die Patienten sind meist über 18 Jahre alt.
d) **Richtig.** Die Differenzialdiagnose der vaginalen Blutung umfasst neben dem Abort die extrauterine Gravidität, Dysmenorrhoen, Karzinomblutungen, Verletzungen, Notzuchtdelikte, aber auch Blutungen aus Nieren und ableitenden Harnwegen.
e) **Richtig.** Die Differenzialdiagnose umfasst hierbei die Dysmenorrhoe, entzündliche Erkrankungen, Adhäsionen, Zystenrupturen, Stieldrehungen und die extrauterine Gravidität.

Traumatologie

116 Welche Aussagen zur Traumaepidemiologie sind richtig?

a) Verkehrsunfälle stellen in Deutschland die häufigste Traumaursache dar.
b) Penetrierende Traumen treten in Deutschland häufiger auf als stumpfe Traumen.
c) In Deutschland muss jährlich mit ca. 10 000 Schwerstverletzten gerechnet werden.
d) Männer weisen eine höhere traumabedingte Letalität auf als Frauen.
e) Die Überlebensrate schwerstverletzter Unfallopfer ist in den letzten Jahren gestiegen.

Antworten

a) **Falsch.** Verkehrsunfälle sind nur in 5% Ursache von Verletzungen. Sehr viel häufiger sind Unfälle im häuslichen Bereich (32%) und in der Freizeit (31%). Auch Arbeitsunfälle (15%) und Unfälle in der Schule (17%) sind häufiger als Verkehrsunfälle. Allerdings sind Verkehrsunfälle die weitaus häufigste Ursache von Polytraumen und weisen zudem die höchste Sterblichkeit auf.
b) **Falsch.** In Deutschland sind 90% aller Traumen stumpfe Traumen.
c) **Falsch.** Jährlich muss mit einer deutlich höhren Anzahl an schwerst verletzten Traumapatienen mit einem Injury Severity Score ≥ 16 gerechnet werden. Die Zahlen liegen bei 32 500 bis 38 000 pro Jahr.
d) **Richtig.** In Deutschland liegt die traumabedingte Mortalität für Männer bei 48,26 je 100 000 Einwohner und für Frauen bei nur 18,8 je 100 000 Einwohner.
e) **Richtig.** Die Überlebensrate schwerstverletzter Unfallopfer hat in den letzten 10 Jahren von 63% auf 78% zugenommen.

117 Welche Aussagen zum Injury Severity Score sind richtig?

a) Der Injury Severity Score (ISS) bewertet unter anderem hämodynamische Parameter.
b) Er beruht auf der Abbreviated Injury Scale (AIS).
c) Er kann einen maximalen Wert von 100 erreichen.
d) Er gilt als internationaler Goldstandard für die Schweregradbeurteilung einer Verletzung.
e) Er steht in enger Beziehung zur Letalität.

Antworten

a) **Falsch.** Der ISS bewertet ausschließlich die Schwere der einzelnen Verletzungen und keine physiologischen Variablen.
b) **Richtig.** Die AIS beschreibt die einzelnen Verletzungen auf einer Skala von 1–6. So wird eine Bagatellverletzung wie eine kleine Platzwunde mit einer 1 bewertet, eine schwere, lebensbedrohliche Verletzung wie eine Milzruptur mit einer 5 (**Tab. 8**).

Tab. 8 Schweregradeinteilung nach der Abbreviated Injury Scale (AIS).

AIS-Code	Schweregrad
1	Gering
2	Mäßig
3	Ernst, nicht lebensbedrohlich
4	Schwer, lebensbedrohlich
5	Kritisch, Überleben fraglich
6	Tödlich, derzeit nicht behandelbar

c) **Falsch.** Der ISS wird berechnet, indem die höchsten AIS-Einzelwerte der 3 am schwersten verletzten Regionen quadriert und addiert werden. Der Höchstwert beträgt dabei nicht 100, sondern 75, da tödliche Verletzungen (AIS-Wert 6) einem ISS von 75 gleichgesetzt werden: $5 \times 5 + 5 \times 5 + 5 \times 5 = 75$.
d) **Richtig.**

e) **Richtig.** Lebensgefährliche Verletzungen entsprechen einem AIS von 4. Damit ergibt sich bei einer einzelnen Verletzung mit einem Wert von 4 ein ISS von $4 \times 4 = 16$. Ein ISS von 16 definiert daher einen schwer verletzten Patienten und weist auf eine Letalität von 10% hin.

118 Welche der folgenden Zeichen sind sichere Frakturzeichen?

a) Fehlstellung und abnorme Beweglichkeit einer Extremität.
b) Hämatombildung.
c) Sichtbare Knochenfragmente.
d) Krepitation.
e) Schmerzhaft eingeschränkte Funktionsfähigkeit der traumatisierten Extremität.

Antworten

a) **Richtig.**
b) **Falsch.**
c) **Richtig.**
d) **Richtig.** Fehlstellung und abnorme Beweglichkeit, sichtbare Knochenfragmente und Krepitation sind zusammengefasst die sicheren Frakturzeichen.
e) **Falsch.**

119 Welche Aussagen zu folgendem Fallbeispiel sind richtig?

Ihr Einsatzort ist der Fußballplatz des örtlichen Amateurfußballvereins. Der Mittelstürmer der Heimmannschaft ist von einem Verteidiger der Gäste durch eine »Blutgrätsche« gefoult worden. Der Patient weist eine klaffende Wunde im proximalen rechten Unterschenkel auf, aus der Knochenfragmente herausspießen. Zudem besteht eine hochgradige Fehlstellung. Der Patient ist wach, orientiert und kreislaufstabil und klagt über starke Schmerzen.

a) Es handelt sich um eine drittgradige offene Fraktur.
b) Die offene Wunde sollte umgehend mit Desinfektionsmittel gereinigt werden.
c) Eine Analgesie sollte unterbleiben.
d) Die Fraktur sollte umgehend reponiert werden.
e) Die Fraktur sollte durch Schienung ruhig gestellt werden.

Antworten

a) **Richtig.** Eine offene Fraktur dritten Grades ist definiert als große Wunde mit freiliegender Fraktur, ausgedehntem Weichteildefekt, evtl. mit Schädigung großer Nerven und Gefäße. Wichtiger als die korrekte Gradierung einer offenen Fraktur am Unfallort ist allerdings die Prüfung von Durchblutung, Motorik und Sensibilität distal der Fraktur. Hierbei werden die peripheren Pulse getastet, die aktive Beweglichkeit der betroffenen Extremität geprüft und die Sensibilität getestet.

b) **Falsch.** Diese Maßnahme wird heute nicht mehr durchgeführt und ist der Klinik vorbehalten. Stattdessen wird eine Wundabdeckung mit sterilen Kompressen durchgeführt.

c) **Falsch.** Eine Analgesie ist bei Frakturen meist unerlässlich. Im vorliegenden Fall kommen Aufgrund der sehr starken Schmerzen Opioid-Analgetika (Piritramid, Morphin, Fentanyl) zur Behandlung der akuten Schmerzen in Frage.

d) **Richtig.** Die Reposition der Fraktur bei erheblicher Fehlstellung ist eine nichtmedikamentöse analgetische Maßnahme. Sie kann den Weichteilschaden begrenzen und zudem eine potentiell gefährliche Zugbelastung von Nerven und Gefäßen beenden.

e) **Richtig.** Bei einer einzelnen Fraktur erfolgt die Ruhigstellung am ehesten durch Fixationsschienen (Luftkammerschienen, Vakuumschienen). Bei Mehrfachverletzten ist die Vakuummatratze Mittel der Wahl.

120 Welche Aussagen zu Amputationsverletzungen sind richtig?

a) Sie werden in subtotale und totale Amputationen unterteilt.
b) Sie werden in Makro- und Mikroamputationen unterteilt.
c) Sie sollten durch einen Tourniquet-Verband am proximalen Stumpf behandelt werden.
d) Das Amputat sollte steril und gekühlt aufbewahrt werden.
e) Die tolerable Ischämiezeit des Amputats liegt bei 2–4 Stunden.

Antworten

a) **Richtig.** Bei einer subtotalen Amputation besteht noch eine Gewebebrücke zwischen Stumpf und Amputat, allerdings sind die Versorgungsgefäße der Extremität durchtrennt. Eine vollständige Abtrennung des Amputats wird als totale Amputation bezeichnet.
b) **Richtig.** Eine Makroampuation liegt vor, wenn die Amputationslinie proximal von Hand- oder Sprunggelenk liegt, eine Mikroamputation, wenn sie distal davon liegt.
c) **Falsch.** Der Stumpf sollte durch Anlage eines sterilen Kompressionsverbands behandelt werden. Dabei ist eine Einschnürung durch ein Tourniquet zu vermeiden.
d) **Richtig.** Das Amputat sollte trocken in sterile Kunststoffbeutel verpackt und anschließend in einen weiteren, mit Eiswasser gefüllten Beutel gelegt werden. Ein direkter Kontakt des Amputats mit Eis muss hierbei vermieden werden.
e) **Richtig.** Durch adäquate Kühlung verlängert sich die Ischämiezeit auf 6–10 Stunden. Innerhalb dieser Zeit kann ein Replantationsversuch unternommen werden.

121 Welche Aussagen zum schweren Schädel-Hirn-Trauma sind richtig?

a) Bei polytraumatisierten Patienten findet sich in 60–90% ein Schädel-Hirn-Trauma (SHT).
b) Die zerebrale Autoregulation kann aufgehoben sein.
c) Der zerebrale Blutfluss steigt an.
d) Therapeutisches Ziel ist die Verminderung sekundärer zerebraler Schäden.
e) Hypotonie verschlechtert das Outcome des Patienten.

Antworten

a) **Richtig.** Zudem ist bei 40% der Todesfälle nach Unfällen das SHT die Todesursache.
b) **Richtig.** Normalerweise bleibt die zerebrale Durchblutung innerhalb eines weiten Blutdruckbereichs konstant (mittlerer arterieller Blutdruck [MAP] 50–150 mmHg). Ein schweres SHT kann diese Autoregulation regional oder global aufheben. Die zerebrale Durchblutung ist dann passiv vom Perfusionsdruck abhängig.
c) **Falsch.** Der zerebrale Blutfluss fällt nach schwerem Trauma ab. Zudem tritt begleitend eine Erhöhung des zerebrovaskulären Widerstands auf. Hierdurch kann es zu zerebraler Minderperfusion mit konsekutiver Ischämie kommen.
d) **Richtig.** Der zerebrale Primärschaden nach einem Trauma, also die direkte Verletzung zerebraler Strukturen durch die unmittelbare Gewalteinwirkung, ist durch keine therapeutische Maßnahme beeinflussbar. Die gesamte Therapie des schweren SHT zielt auf die Begrenzung des sekundären Hirnschadens. Hierzu gehören raumfordernde Blutungen, Hypoxie, Hypotonie, zerebrale Minderdurchblutung und das Hirnödem.
e) **Richtig.** Bereits kurze hypotone Phasen verschlechtern das Outcome nach schwerem SHT erheblich, da der zerebrale Perfusionsdruck vom mittleren arteriellen Blutdruck abhängt (CPP=MAP–ICP; ICP = intrakranieller Druck). MAP über 90 mmHg halten.

122 Was beinhaltet die präklinische Therapie des schweren SHT?

a) Intubation und Beatmung.
b) Hochlagerung des Oberkörpers.
c) Hyperventilation.
d) Gabe von Osmodiuretika.
e) Applikation von Glukokortikoiden.

Antworten

a) **Richtig.** Eine globale Hypoxie kann den zerebralen Sekundärschaden erheblich verschlimmern und muss daher verhindert werden. Indikationen zur Intubation sind ein GCS ≤ 8, respiratorische Insuffizienz (bei Aspiration oder begleitendem Thoraxtrauma, zentrale Ursache), motorische Unruhe, Hirnstammsyndrome, pathologische Atemmuster, erhebliche Blutungen im Nasopharynx, Schwellungen im Gesichts- oder Halsbereich und Krampfanfälle. Im Zweifel sollte die Indikation zur Intubation eher großzügig gestellt werden.
b) **Richtig.** Die Hochlagerung des Oberkörpers ist eine effektive Maßnahme zur Senkung des intrakraniellen Drucks. Voraussetzung ist allerdings die achsengerechte Lagerung des Kopfes, da nur so der venöse Abstrom aus dem Schädel gewährleistet ist.
c) **Richtig.** Durch eine Hyperventilation kann der intrakranielle Druck gesenkt werden. Ursache ist vermutlich eine zerebrale Vasokonstriktion mit konsekutiver Senkung des intrakraniellen Blutvolumens. Allerdings besteht die Gefahr, dass durch die Vasokonstriktion eine zerebrale Ischämie eintritt. Sofern keine Kapnographie vorhanden ist, sollte daher einer Normoventilation der Vorzug gegeben werden.
d) **Falsch.** Osmodiuretika wie Mannitol senken zwar den intrakraniellen Druck über einen osmotischen Gradienten, durch den Wasser aus dem zerebralen Interstitium in die Gefäße gezogen wird. Allerdings haben sie nicht unerhebliche unerwünschte Wirkungen und sollten daher nur als Ultima Ratio bei offenbar drohender Einklemmung des Hirnstamms in der präklinischen Phase appliziert werden. Ihr Einsatz ist der frühen klinischen Phase vorbehalten.
e) **Falsch.** Die Gabe von Kortikosteroiden bei schwerem SHT wird nicht mehr empfohlen, da die bisher vorliegenden Studien keinen eindeutigen Vorteil, sondern sogar ein verschlechtertes Outcome unter dieser Therapie gezeigt haben (CRASH Trial Collaborators 2004 und 2005).

123 Welche Aussagen zu Verletzungen der Wirbelsäule sind richtig?

a) Verletzungen der Wirbelsäule führen in Deutschland jährlich bei ca. 2 000 Patienten zur Querschnittslähmung.
b) Nach Sturz aus großer Höhe betreffen sie meist die Halswirbelsäule.
c) Verletzungen der Wirbelsäule werden in A-, B- und C-Verletzungen unterteilt.
d) Sie können einen spinalen Schock auslösen.
e) Bei bewusstseinsklaren Patienten mit einer Lähmung können sie durch Prüfung von Kennmuskeln lokalisiert werden.

Antworten

a) **Richtig.** Jährlich treten 10 000–12 000 Wirbelsäulenverletzungen auf, davon 2 000 Querschnittslähmungen. 600 dieser Patienten erleiden Querschnittslähmung im Halsmarkbereich mit konsekutiver Tetraparese.
b) **Falsch.** Stürze aus großer Höhe führen häufiger zu Verletzungen der Lendenwirbelsäule.
c) **Richtig.** Der Frakturtyp A entspricht einer Kompressionsverletzung, Typ B einer Distraktionsverletzung und Typ C einer Kombinationsverletzung mit Rotationsanteil.
d) **Richtig.** Die traumabedingte Sympathikolyse verursacht eine Kreislaufdepression mit Vasodilatation und konsekutivem Blutdruckabfall und Bradykardie. Weitere Folgen sind Harnverhalt, Störungen der Darmmotilität, Entgleisung des Glukosestoffwechsels und der Temperaturregulation. Zudem kann ein Priapismus auftreten.
e) **Richtig.** (Vgl. **Tab. 9**)

Tab. 9 Lokalisation einer Rückenmarksläsion.

Motorikfunktion	Rückenmarksegment
Ellenbogen auf Schulterhöhe heben	C5
Ellenbogen beugen (Bizeps)	C6
Ellenbogen strecken (Trizeps)	C7

Tab. 9 (Fortsetzung).

Motorikfunktion	Rückenmarksegment
Flexion im Handgelenk	C8
Finger spreizen	Th1
Bein beugen	L1/2
Bein strecken	L3/4
Dorsalflexion des Fußes	L5
Plantarflexion des Fußes	S1

124 Zu den Behandlungsprinzipien bei einer Wirbelsäulenverletzung gehören:

a) die kardiovaskuläre Stabilisierung,
b) das bedarfsadaptierte Atemwegsmanagement,
c) die Immobilisation in Neutralposition,
d) die Gabe von Methylprednisolon,
e) der Transport in ein Traumazentrum.

Antworten

a) **Richtig.** Eine Schocksymptomatik kann unmittelbare Folge der Verletzung des Rückenmarks sein (spinaler bzw. neurogener Schock), aber auch durch eine Hypovolämie, insbesondere als Folge von Begleitverletzungen ausgelöst werden. Therapie ist die Gabe von Volumen, die Lagerung in Trendelenburg-Position und ggf. die Applikation von vasoaktiven Substanzen (z. B. Arterenol). Hypotensive Perioden (systolischer Blutdruck <90 mmHg) sollten unbedingt vermieden werden, da sie den neurologischen Schaden verstärken können.

b) **Richtig.** Bei wachen, suffizient spontan atmenden Patienten ist die Gabe von Sauerstoff über eine Nasensonde oder Maske ausreichend. Indikationen zur Intubation und Beatmung sind eine Sauerstoffsättigung unter 90%, Hypoventilation, GCS ≤ 8 und relevante Begleitverletzungen (Polytrauma). Bei der Intubation muss unbedingt eine manuelle Neutral-Null-Stabilisierung der Halswirbelsäule durch einen Helfer erfolgen. Zudem sollte bei der Intubation eine HWS Immobilisationsschiene (Stifneck) angelegt sein.

c) **Richtig.** Die Wirbelsäule sollte in Neutralposition gelagert werden. Der Patient wird hierzu nach Anlage einer HWS-Immobilisationsschiene (Stifneck) auf einer Vakuummatratze gelagert. Diese kann ggf. mithilfe einer Schaufeltrage transportiert werden.

d) **Richtig.** Therapieschema auf der Grundlage der NASCIS-III-Studie (Bracken et al. 1997): Gabe von Methylprednisolon (Urbason) innerhalb von 8 Stunden nach Trauma, d. h. Bolus 30 mg/kg Körpergewicht i. v., Erhaltungsdosis 5,4 mg/kg × h i. v. für 24 Stunden. Liegt der Behandlungsbeginn mehr als 3 Stunden nach dem Trauma, sollte die Erhaltungsdosis für 48 Stunden appliziert werden. Aufgrund methodischer und statistischer Mängel ist die NASCIS-III-Studie allerdings umstritten. Daher sollte die Anwendung von Methylprednisolon aufgrund der erheblichen potenziellen Komplikationen im Einzelfall genau abgewogen werden.

e) **Richtig.** Hämodynamisch stabile Patienten sollten direkt in das nächste Traumazentrum transportiert werden, das über Computertomographie (CT), Magnetresonanztomographie (MRT) und eine neurochirurgische Abteilung verfügt. Bei hämodynamisch instabilen Patienten muss zunächst eine Stabilisierung im nächstgelegenen Krankenhaus erfolgen, bevor eine Weiterverlegung in ein Traumazentrum durchgeführt werden kann.

125 Welches sind die typischen Verletzungen bei einem stumpfen Thoraxtrauma?

a) Rippenfrakturen.
b) Pneumothorax.
c) Hämatothorax.
d) Lungenkontusion.
e) Aortenruptur.

Antworten

a) **Richtig.** Rippenfrakturen können auch als Serienfrakturen vorliegen. Sie verursachen meist starke, stechende Schmerzen, die atmungsabhängig verstärkt werden. Im Extremfall kann ein instabiler Thorax vorliegen. In jedem Fall sollte eine suffiziente Analgesie durchgeführt werden, um eine Schonatmung zu vermeiden, die der Ausbildung von Atelektasen, der Sekretretention und einer konsekutiven Pneumonie Vorschub leistet.
b) **Richtig.** Der traumatisch bedingte Pneumothorax ist in der Regel Folge einer Lungenverletzung durch frakturierte Rippen. Klinisch können kleine Pneumothoraces asymptomatisch sein, größere verursachen eine Dyspnoe. Bei der klinischen Untersuchung kann ein thorakales Hautemphysem bestehen, auskultatorisch findet sich meist ein aufgehobenes Atemgeräusch auf der betroffenen Seite. Bei der Perkussion ist ein hypersonorer Klopfschall zu hören. Jeder Pneumothorax kann zu einem akut lebensbedrohlichen Spannungspneumothorax werden, insbesondere bei IPPV-Beatmung (engl. = intermittend positive pressure ventilation) nach Intubation. Daher sollte die Indikation zur präklinischen Anlage einer Thoraxdrainage bei Verdacht auf einen Pneumothorax weit gestellt werden. Dies gilt insbesondere, wenn der Patient mit dem Hubschrauber transportiert werden soll: Zwar haben die Luftdruckdifferenzen keinen Einfluss auf den Pneumothorax, die Anlage einer Thoraxdrainage im Hubschrauber ist aber aufgrund der beschränkten Platzverhältnisse meist nicht möglich.
c) **Richtig.** Durch die Verletzung von Interkostalgefäßen, der Aorta oder anderer intrathorakaler Gefäße kann ein Hämatothorax entstehen. Klinisch besteht eine Dyspnoe. Zudem ist bei Verletzung großer Gefäße ein Volumenmangelschock zu erwarten. Nicht selten ist ein Hämatothorax mit einem Pneumothorax vergesellschaftet, der dann

das präklinische therapeutische Vorgehen bestimmt. Die Drainage eines reinen Hämatothorax in der präklinischen Phase ist in der Regel nicht notwendig, zumal die Diagnose außerhalb der Klinik nur unzuverlässig gestellt werden kann.

d) **Richtig.** Eine Lungenkontusion ist eine erhebliche Verletzung, die sich klinisch nicht selten nur durch Thoraxschmerzen äußert. Schwere Kontusionen können Dyspnoe, Hämoptysen und respiratorische Insuffizienz auslösen. Die definitive Diagnose wird in der Klinik durch Thoraxröntgen oder CT gestellt. Folge auch geringergradiger Lungenkontusionen kann ein akutes Lungenversagen (ARDS) sein.

e) **Richtig.** Eine freie Aortenruptur verläuft in der Regel unmittelbar tödlich. Gedeckte Rupturen können sich durch thorakale Schmerzen, bevorzugt im Rücken, und eine Pulsdifferenz beider Arme bzw. zwischen Armen und Beinen äußern. Bei Verdacht auf eine Aortenverletzung muss der Patient möglichst schonend in ein Traumazentrum transportiert werden, in dem eine notfallmässige Thorakotomie durchgeführt werden kann. Bei der präklinischen Therapie steht die Schockbehandlung mittels Volumengabe im Vordergrund.

126 Welche Aussagen zum schweren Abdominaltrauma sind richtig?

a) Stumpfe Bauchtraumata sind häufiger als penetrierende Traumen.
b) Stumpfe Bauchtraumata werden leicht unterschätzt.
c) Bei penetrierenden Verletzungen muss der Fremdkörper (z. B. Messer) entfernt werden.
d) Auf Analgetika sollte verzichtet werden, um die Diagnose in der Klinik nicht zu erschweren.
e) Vor dem Transport sollte eine hämodynamische Stabilisierung abgewartet werden.

Antworten

a) **Richtig.** In Deutschland sind stumpfe Bauchtraumen nach Verkehrs-, Sport- und Freizeitunfällen oder Schlägereien bzw. Misshandlungen wesentlich häufiger als penetrierende Traumen.
b) **Richtig.** Bei stumpfen Bauchtraumen fehlen häufig äußerlich sichtbare Verletzungszeichen. Zudem können sekundäre Rupturen, z. B. von Leber und Milz, bei initial weitgehend unauffälligem Befund verzögert zu einem dramatischen Verlauf führen. Auch die Ruptur von Hohlorganen oder des Pankreas ist initial sehr schwierig zu diagnostizieren und führt erst nach einem freien Intervall zu erheblichen Problemen.
c) **Falsch.** Ein vorhandener Fremdkörper muss in jedem Fall bis zum Erreichen der Klinik *in situ* belassen werden. Die sterile Wundabdeckung und ggf. Fixierung des Fremdkörpers, z. B. mithilfe von Kompressen ist präklinisch ausreichend. In der Klinik erfolgt dann die Wundrevision.
d) **Falsch.** Moderne Untersuchungsmethoden (Ultraschall, CT) erleichtern die Indikationsstellung zur Operation. Auf eine suffiziente Analgesie stärkster Schmerzen sollte nicht verzichtet werden. Unterstützend ist meist auch die Lagerung des Patienten mit angezogenen Beinen und gebeugten Knien bei abdominellen Verletzungen hilfreich (Knierolle!), um die Schmerzen zu mildern.
e) **Falsch.** Einzige definitive Therapie bei schweren Verletzungen parenchymatöser abdomineller Organe ist die Laparotomie mit operativer Blutstillung. Die präklinische Schocktherapie durch Anlage großvolu-

miger Venenzugänge und großzügiger Volumensubstitution darf den schnellstmöglichen Transport in die Klinik nicht verzögern (nicht: »stay and play«).

127 Welche Aussagen zum Polytrauma sind richtig?

a) Ein Polytrauma ist immer lebensbedrohlich.
b) Der Verdacht auf ein Polytrauma lässt sich aus Unfallmechanismus, Verletzungsmuster und Vitalparametern ableiten.
c) Vitalparameter im Normbereich schließen ein relevantes Trauma aus.
d) Die Versorgung polytraumatisierter Patienten folgt dem Prinzip der ABC-Regel.
e) Die Reanimation polytraumatisierter Patienten mit Herz-Kreislaufstillstand ist sinnlos.

Antworten

a) **Richtig.** Das Polytrauma ist definiert als gleichzeitig entstandene Verletzung mehrerer Körperregionen oder Organe, wobei mindestens eine Verletzung oder die Kombination mehrerer Verletzungen zur Lebensbedrohung führt.
b) **Richtig.** Einen Überblick über die Kriterien für den Verdacht auf Polytrauma gibt **Tab. 10**.

Tab. 10 Kriterien für den Verdacht auf Polytrauma.

Vitalwerte	– GCS <14 – Systolischer Blutdruck <90 mmHg – Atemfrequenz <10 oder >29/min – Sauerstoffsättigung <90%
Verletzungsmuster	– Schweres SHT – Erkennbar schwere Abdominalverletzung – Instabiler Thorax – Offene Thoraxverletzung – Instabile Beckenfraktur – Fraktur von mehr als 1 großen Röhrenknochen der unteren Extremität – Stammnahe Gefäßverletzungen – Proximale Amputation

Tab. 10 (Fortsetzung).

Unfall-mechanismus	– Fußgänger oder Fahrradfahrer angefahren – Hochgeschwindigkeitsunfall mit Auto oder Motorrad – Herausschleudern aus dem Fahrzeug – Karosserieverformung >50 cm – Tod eines Beifahrers – Sturz aus >3 m Höhe – Explosionsverletzung – Einklemmung oder Verschüttung

c) **Falsch.** Gerade bei jungen Patienten kann auch ein bedeutender Volumenmangel über einen längeren Zeitraum kompensiert werden. Schwere Verletzungen sind daher auch bei nur geringfügig veränderten Vitalparametern möglich.

d) **Richtig.** Atemweg (Airway), Atmung (Breathing) und Kreislauf (Circulation) müssen in jeder Phase der Versorgung wiederholt überprüft und therapiert werden.

e) **Falsch.** Tatsächlich ist die Prognose von Patienten mit traumatisch bedingtem Herz-Kreislauf-Stillstand im Hinblick auf eine erfolgreiche Reanimation extrem schlecht. Dennoch muss die Indikation zur Reanimation in jedem Einzelfall abgewogen werden. Die Beseitigung eines Spannungspneumothorax durch Anlage einer Thoraxdrainage beispielsweise kann ggf. zu einem primären Reanimationserfolg führen.

128 Welche Maßnahmen sind in folgendem Fallbeispiel indiziert?

Sie werden zu einem Verkehrsunfall auf einer Landstraße gerufen. Ein PKW ist von der Landstraße abgekommen und frontal gegen einen Baum geprallt, der Fahrer wurde herausgeschleudert. Der Patient ist bewusstlos (GCS 3) und atmet nur noch schwach. Der Blutdruck beträgt 70/40 mmHg, die Herzfrequenz 120/min, die Sauerstoffsättigung ist peripher nicht ableitbar. Ihr Body-Check ergibt eine Pupillendifferenz, einen instabilen Thorax mit hypersonorem Klopfschall links und offene Frakturen an beiden Unterschenkeln.

a) Intubation und Beatmung.
b) Anlage einer Thoraxdrainage links.
c) Anlage eines zentralen Venenkatheters.
d) Anlage einer HWS-Immobilisationsschiene (Stifneck).
e) Transportbeginn erst nach hämodynamischer Stabilisierung in die nächstgelegene Klinik.

Antworten

a) **Richtig.** Bei polytraumatisierten Patienten besteht in der Regel die Indikation zur umgehenden Intubation und Beatmung zur Sicherung der Oxygenierung. Im geschilderten Fall ist allein aufgrund der Bewusstlosigkeit (GCS 3) die Indikation gegeben.

b) **Richtig.** Der instabile Thorax mit hypersonorem Klopfschall weist auf einen Pneumothorax hin. Zudem könnte der Kreislaufinsuffizienz ein Spannungspneumothorax zugrunde liegen. Daher sollte dringend links eine Thoraxdrainage angelegt werden.

c) **Falsch.** Mehrere großvolumige periphere Zugänge werden benötigt, um die benötigten Mengen kolloidaler und kristalloider Infusionslösungen zur Bekämpfung der Hypovolämie zu applizieren. Herkömmliche zentralvenöse Katheter haben zu niedrige Durchflussraten, um ausreichende Volumen in kurzer Zeit geben zu können. Zudem ist aufgrund des hohen Zeitaufwands und den unsterilen Bedingungen die Anlage eines ZVK in der präklinischen Phase nicht indiziert (Ausnahme: unmögliche Punktion peripherer Venen).

d) **Richtig.** Bei polytraumatisierten Patienten besteht ein hohes Risiko für eine Verletzung der Halswirbelsäule. Daher muss eine Immobilisation durchgeführt werden.

e) **Falsch.** Innerhalb der ersten Stunde nach Trauma (»golden hour of shock«) kann durch eine gezielte Therapie die Überlebensrate polytraumatisierter Patienten verbessert werden. Da die definitive Versorgung der meisten Verletzungen nur in der Klinik möglich ist, müssen unnötige Zeitverzögerungen vermieden werden.

129 Wie gehen Sie in dem folgendem Fallbeispiel vor?

Auf der Autobahn ist ein Kleinbus von einem LKW gerammt worden und umgekippt. In dem Bus befanden sich 7 Reisende. Sie kommen als Notarzt zum Unfallort.

a) Überblick über die Schadenslage verschaffen.
b) Information der Rettungsleitstelle, Nachforderung von weiteren Rettungskräften.
c) Sofortige Behandlung des am schwersten verletzten Patienten beginnen.
d) Sichtung aller Verletzten.
e) Alle Patienten in die nahegelegene Universitätsklinik transportieren lassen.

Antworten

a) **Richtig.** Wichtig ist, sich bei Ankunft am Notfallort zunächst einen Überblick über die Schadenslage zu verschaffen. Hierbei muss auch geklärt werden, ob die Unfallstelle adäquat gesichert ist, um Folgeunfälle mit Gefährdung des Rettungspersonals zu vermeiden.
b) **Richtig.** Der Leitstelle sollte eine initiale Rückmeldung gegeben werden. Die Nachforderung des leitenden Notarztes (LNA), weiterer Rettungswagen und Notärzte kann bereits erfolgen. Weitere Informationen sollten nach Sichtung aller Verletzten an die Leitstelle gegeben werden.
c) **Falsch.** Die Konzentration auf einen einzelnen, vermeintlich am schwersten verletzten Patienten vor dem Eintreffen weiterer Notärzte und des LNA ist ein typischer Fehler beim Massenanfall von Verletzten. Der ersteintreffende Notarzt sollte zunächst die in den Anworten a und b beschriebenen Maßnahmen erledigen und sich erst dann um die Versorgung von Patienten bemühen.
d) **Richtig.** Die Sichtung aller Patienten beschränkt sich zunächst auf einen kurzen »Body-Check« von Kopf bis Fuss, der pro Patient nicht länger als 30–60 Sekunden dauern sollte. Die Patienten können auf der Grundlage des Befundes in verschiedene Sichtungskategorien eingeteilt werden (**Tab. 11**).

Tab. 11 Sichtungskategorien.

Kategorie		Behandlung
I (rot)	Akute, vitale Bedrohung	Sofortbehandlung
II (gelb)	Schwer verletzt/erkrankt	Dringende Behandlung
III (grün)	Leicht verletzt/erkrankt	Spätere (ambulante) Behandlung
IV (blau)	Ohne Überlebenschance	Betreuende (abwartende) Behandlung
–	Tote	Registrierung

e) **Falsch.** Auch eine Klinik der Maximalversorgung ist in der Regel bei gleichzeitigem Eintreffen von 7 Patienten mit Verletzungen unterschiedlicher Schweregrade überfordert. Ein Transport in dieselbe Klinik verlagert das Problem nur vom Notfallort in die Notaufnahme. Eine geordnete Verlegung, gestaffelt nach der Transportpriorität in mehrere Kliniken unterschiedlicher Versorgungsstufen ist von größter Bedeutung.

Spezielle Notfälle: Thermische und chemische Unfälle, Ertrinkungs- und Tauchunfälle

130 Welche Aussagen zu Verbrennungen sind richtig?

a) Ursache können unter anderem mechanische Reibung, heiße Flüssigkeiten,Dämpfe oder Gase, Strahlen, Flammen sowie Stromeinwirkung (> 1 000 V) sein.
b) Bei einer Schädigung 2. Grades kommt es zur subepidermalen Blasenbildung, es kann zur Restitutio ad integrum kommen.
c) Im Stadium 2 einer Verbrennung kann es zur Hypalgesie im Nadelstichtest sowie zur Narbenbildung kommen.
d) Neben dem Primärdefekt spielt der sogenannte »Nachbrand« eine wichtige Rolle.
e) Die Abschätzung der verbrannten Körperoberfläche wird mit der Neunerregel nach Wallace abgeschätzt; in diese werden verbrannte Oberflächen 2., 3., und 4. Grades voll einbezogen.

Antworten

a) **Richtig.**
b) **Richtig.** Stadium 2 einer Verbrennung lässt sich in Stadium 2a und 2b unterteilen. Im Stadium 2a ist die Epidermis sowie obere Anteile des Coriums betroffen, hier kommt es oft zur Restitutio ad integrum. Stadium 2b bezieht auch tiefe Schichten des Coriums mit ein, sodass es hier zur Hypalgesie und Narbenbildung kommen kann.
c) **Richtig.** Siehe Antwort b.
d) **Richtig.** In der Umgebung des irreversiblen Schadens kommt es zur Ausbildung eines reversiblen Schadens durch Störung der Mikrozirkulation. Dieser kann ohne frühzeitige Kühlung und adäquate Volumentherapie irreversibel werden.
e) **Falsch.** Verbrennungen 2. Grades werden zur Berechnung der Gesamtverbrennungsfläche nur zur Hälfte berücksichtigt.

131 Welche Aussagen zur Akuttherapie von Verbennungen sind richtig?

a) Schnelle Rettung aus der Gefahrenzone, z. B. mithilfe des Rautek-Griffes, und Brandbekämpfung einer brennenden Person mit Decken.
b) Rasche Kühlung mit möglichst eiskaltem Wasser.
c) Entfernung sämtlicher Kleidungsstücke.
d) Abdeckung mit sterilen Metalline-Folien, Lagerung auf speziellen Burn-Kits.
e) Anlage mindestens zweier großlumiger Venenverweilkanülen.

Antworten

a) **Richtig.** Eigensicherung beachten! Bei Stromunfällen vorher Stromkreise unterbrechen lassen. Niemals in brennende Häuser vordringen. Auf Rettung durch die Feuerwehr warten!
b) **Falsch.** Wasser, welches zur Kühlung verwendet wird, sollte ca. 15–20 °C warm sein. Maximal 5–10 Minuten kühlen! Cave: bei großflächigen Verbrennungen (>30% der Körperoberfläche) und bei Kindern sehr restriktiv kühlen, vor allem bei Verbrennungen am Körperstamm. Bei Auftreten von Kältezittern Kühlung abbrechen, ggf. nur noch Verbrennungen der Extremitäten und des Gesichts behandeln. Kinder auf dem Arm der Mutter in die Dusche stellen. Kühlung so rasch wie möglich einleiten, nach 1 Stunde kann nicht mehr mit einem positiven Effekt im Sinne einer Prophylaxe bzw. einer Reduktion des Ödems sowie der Schmerzbekämpfung gerechnet werden.
c) **Richtig.** Kleidung als potenzieller Wärmespeicher umgehend entfernen (Kleiderschere!), falls diese jedoch eingebrannt ist, wird sie belassen.
d) **Richtig.** Sterile Abdeckung der Brandwunden, Lagerung auf anfeuchtbaren Burn-Kits (falls vorhanden).
e) **Richtig.** Nicht verbrannte Haut bevorzugen, gut eignen sich unter anderem Fußvenen (Brandschutz durch Schuhe). Notfalls durch verbrannte Haut punktieren. Venenverweilkanülen nach Möglichkeit annähen, da sich Pflaster bei Kaltwassertherapie lösen. Bei Kindern alternativ Anlage von intraossären Nadeln.

132 Welche Aussagen zu Intubation, Beatmung, medikamentöser Therapie und Flüssigkeitsmanagment bei Brandverletzten sind richtig?

a) Initial werden beim Erwachsenen 1 000 ml kolloidale Lösung zügig infundiert.
b) Der Flüssigkeitsbedarf wird mithilfe der Parkland-Formel nach Baxter berechnet.
c) Die Indikation zur Intubation ist bei Verbrennungspatienten großzügig zu stellen.
d) Depolarisierende Muskelrelaxantien sind präklinisch kontraindiziert.
e) Atropin sollte bei Kindern und Säuglingen vor der Intubation gegeben werden.

Antworten

a) **Falsch.** Es werden 1000 ml kristalloide Lösung (Sterofundin/Ringer-Lactat-Lösung) möglichst rasch infundiert (auch bei herzinsuffizienten Patienten), zusätzlich kolloidale Lösungen bei schwerer Hypotonie bzw. Begleitverletzungen, bei Kindern 20 ml/kg Körpergewicht kristalloide sowie bei Begleitverletzungen 10 ml/kg Körpergewicht kolloidale Lösungen. Infusionen mit hypotonen Lösungen (z. B. Glukose 5%/Halbelektrolytlösungen) vermeiden. Bei Säuglingen bzw. Kleinkindern Tropfenzähler oder Perfusor einsetzen.
b) **Richtig.** Die Parkland-Formel nach Baxter lautet: 4 ml kristalloide Lösung × verbrannte Körperoberfläche [%] × Körpergewicht [kg]. Diese Menge bezieht sich auf 24 Stunden, wobei die Hälfte der Lösung innerhalb der ersten 8 Stunden infundiert werden sollte. Diese Formel dient jedoch nur der groben Orientierung, da bei Verbrennungen von mehr als 50% der Körperoberfläche (KOF), bei Kindern oder bei Inhalationstraumen deutlich mehr Flüssigkeit benötigt wird (Anpassung mittels hämodynamischem Monitoring, z. B. mithilfe des Swan-Ganz-Katheters).
c) **Richtig.** Intubationsindikationen sind zunehmende Dyspnoe, Stridor, Tachypnoe, Atemstillstand, GCS unter 8, Inhalationstrauma, Verbrennungen im Gesicht mit beginnender enoraler Schwellung bzw. Lippenödem (späte Intubation erschwert!), Verbrennung von mehr als 20% der Körperoberfläche, Schock, starke Schmerzen. Es wird möglichst ein Tubus mit ID ≥7,0 mm (32 Ch.) und ein Low-Pressure-

Cuff verwendet, um eine spätere Bronchoskopie zu ermöglichen und eine evtl. schwierige Umintubation zu vermeiden. Cave: bei Verbrennungen im Bereich des Gesichtes sowie enoral kann es zu schlechter Mundöffnung sowie Ödemen mit der Gefahr von Intubationsschwierigkeiten kommen. Gegebenenfalls fiberoptische Intubation in einem nahe gelegenen Krankenhaus mit anschließender Verlegung in eine Spezialklinik in Erwägung ziehen.

d) **Falsch.** Zur notfallmäßigen Intubation ist Suxamethonium das Muskelrelaxans der Wahl. Wird aufgrund von hohen Atemwegsdrücken oder zirkulären Verbrennungen des Thorax eine weitere Relaxierung erforderlich, sollten im weiteren nicht-depolarisierende Muskelrelaxantien zum Einsatz kommen.

e) **Richtig.** Eine mögliche Hypersalivation bei Kindern bzw. Säuglingen wird hierdurch verringert.

133 Welche Patienten werden in Spezialabteilungen für Verbrennungspatienten eingewiesen?

a) Patienten mit Verbrennungen 3. Grades auf mehr als 10% der Körperoberfläche.
b) Patienten mit Verbrennungen 2. Grades auf mehr als 20% der Körperoberfläche.
c) Patienten mit Inhalationstrauma.
d) Patienten mit Verbrennungen mit Beteiligung von Hals, Gesicht, Fuß, Gelenken und Genitalregion.
e) Säuglinge und Kinder unter 10 Jahre sowie Erwachsene über 50 Jahre mit Verbrennungen von mehr als 10%.

Antworten

a) **Richtig.**
b) **Richtig.**
c) **Richtig.**
d) **Richtig.**
e) **Richtig.** Alle hier aufgeführten Antworten sind richtig. Unter der Rufnummer 0 40/42 851-39 98 kann die zentrale Stelle für die Vermittlung von Betten für Schwerbrandverletzte in Deutschland erreicht werden. Gegenwärtig sind in Deutschland ca. 180 Betten verfügbar, davon ca. 50 für Kinder. Der Transport sollte bei weiten Strecken mit einem Intensivtransporthubschrauber erfolgen, ggf. nach primärer Stabilisierung und Intubation in einer dem Unfallort nahe gelegenen Klinik.

134 Welche Aussagen zu Unterkühlung und Erfrierung sind richtig?

a) Unterkühlung bezeichnet das Absinken der Körperkerntemperatur unter 35 °C.
b) Erfrierung ist ein lokaler Schaden ohne Abkühlung der Körperkerntemperatur.
c) Bei Bewegung (aktiv, aber auch passiv) nach langer Kälteexposition muss mit dem sogenannten Bergungstod gerechnet werden.
d) Herzrhythmusstörungen bis hin zu Kammerflimmern treten unter 20 °C Körperkerntemperatur auf.
e) Bei unterkühlten Patienten mit einer Kerntemperatur unter 30–32 °C hat der Einsatz von Medikamenten sowie des Defibrillators wenig Aussicht auf Erfolg.

Antworten

a) **Richtig.** Unter 30 °C besteht bereits akute Lebensgefahr.
b) **Richtig.** Erfrierungen Grad 1 und 2 heilen meist ohne Narbenbildung ab. Bei Erfrierungen Grad 3 kommt es zu Nekrosen, die nach Demarkation entfernt werden müssen. Erfrierungen werden steril verbunden, der schnelle Transport in eine chirurgische Klinik ist notwendig. Adäquate Schmerztherapie!
c) **Richtig.** Stark unterkühlte Patienten müssen äußerst vorsichtig, z. B. mittels Schaufeltrage, gerettet werden und auf einer Vakuummatratze gelagert und immobilisiert werden. Kaltes Blut aus der Peripherie (sog. »Schalenblut«), das sich rasch mit wärmeren Blut aus dem zentralisierten Körperkern (sog. »Kernblut«) vermischt, kann zu lebensbedrohlichen Situationen führen (Herzrhythmustörungen, Kammerflimmern).
d) **Falsch.** Bereits Temperaturen unter 30 °C führen zu fortschreitender Lähmung, Bewusstseinsverlust und Pupillenerweiterung. Unter 28 °C kommt es zum Kreislaufversagen durch Kammerflimmern bzw. Asystolie.
e) **Richtig.** Aus diesem Grund müssen ausgekühlte Patienten stets ausreichend lange (bis zur Wiedererwärmung) reanimiert und evtl. mithilfe einer Herz-Lungen-Maschine erwärmt werden. Merkspruch: »Nobody is dead, until he is warm and dead.« Da unter Hypothermie die zerebrale Hypoxietoleranzzeit verlängert ist (der zelluläre Sauer-

stoffverbrauch sinkt um 7% je 1 °C Temperaturabfall), wird das neurologische Outcome auch nach langer Reanimation günstig beeinflusst. Insbesondere sollten in der Reperfusionsphase schnelle Temperaturanstiege und überschießende Erwärmung vermieden werden.

135 Welche Aussagen zu Ertrinkungsunfällen sind richtig?

a) Es kann zum Eintritt eines Atem- und Herzkreislaufstillstands kommen, noch bevor Wasser in die tieferen Abschnitte des Bronchialsystems gelangt ist.
b) Es kommt im Falle eines Süßwasserertrinkens zu einer hypertonen Hyperhydratation.
c) Sowohl bei Süßwasserertrinken als auch bei Salzwasserertrinken muss mit einer massiven Hyperkaliämie gerechnet werden.
d) Salzwasserertrinken kann ein Lungenödem mit Hypovolämie und Hämokonzentration zur Folge haben.
e) Es ist äußerst wichtig, an Verletzungen des Skelettsystems zu denken.

Antworten

a) **Richtig.** Das sogenannte »trockene Ertrinken« lässt sich durch eine zerebrale sowie kardiale Hypoxie erklären, ausgelöst durch einen Stimmritzenkrampf (Laryngospasmus), der wiederum durch kleine Mengen von aspiriertem Wasser hervorgerufen wird.
b) **Falsch.** Es kommt durch Resorption des Süsswassers zu einer hypotonen Hyperhydratation, Hyponatriämie, Hypoproteinämie und Hämolyse mit massiver Hyperkaliämie. Zudem wird Surfactant zerstört, was zu Atelektasen führt.
c) **Richtig.** Beim Süßwasserertrinken siehe Antwort b. Beim Salzwasserertrinken kommt es zur Ausbildung eines Lungenödems, Hypovolämie und Hämokonzentration (durch Plasmaeinstrom in die Alveolen). Zudem diffundieren Natrium und Kalium in den Kreislauf.
d) **Richtig.** Siehe Antwort c.
e) **Richtig.** Gerade bei Badeunfällen unbedingt an Verletzungen der Wirbelsäule denken, vor allem der Halswirbelsäule! Zum Transport auf Vakuummatratze (Stifneck) legen.

136 Welche Zeichen können für einen Tauchunfall sprechen?

a) Juckende, kleine Hautflecken und sogenannte »Apfelsinenhaut«.
b) Neurologische Symptome aller Schweregrade.
c) Hautemphysem.
d) Zustand nach Aufenthalt unter Unterdruck.
e) Stärkste Thoraxschmerzen.

Antworten

a) **Richtig.** Hautjucken, auch als »Taucherflöhe« bezeichnet, tritt als Symptom bei einem Dekompressionsunfall auf. Durch zu schnelles Auftauchen aus größeren Tiefen perlt im Blut gelöster Stickstoff interstitiell und intravasal aus. Als »Apfelsinenhaut« werden schmerzhafte Schwellungen bezeichnet, die ebenso wie »Taucherflöhe« durch ungelöste Gasblasen verursacht werden.
b) **Richtig.** Sowohl beim Dekompressionsunfall als auch beim Lungenüberdruckbarotrauma kann es zu neurologischen Symptomen aller Art kommen (Seh- und Sprachstörungen, Bewusstseinstörungen, Lähmungssymptomatik bis hin zum Querschnittssyndrom). Beim Dekompressionsunfall kommt es erst nach Minuten bis Stunden zu den Symptomen, während es beim Lungenbarotrauma – ausgelöst durch arterielle Gasembolien – akut zum Bild eines apoplektischen Insults kommt.
c) **Richtig.** Beim Lungenbarotrauma kann es zu einem Hautemphysem im Bereich der oberen Thoraxapertur und am Hals (auch am gesamten Körper) kommen. Auch ein (Spannungs-) Pneumothorax wird hierdurch verursacht.
d) **Falsch.** Bei Arbeiten unter Überdruck kann es zu Dekompressionsunfällen kommen. Hierzu zählen z. B. U-Bahn und Tunnelbaustellen (Caisson-Krankheit).
e) **Richtig.** Sowohl beim Dekompressionsunfall (pulmonal-arterielle Gasembolie, führt zu Lungenembolie) als auch beim Lungenbarotrauma (Trauma, Gasembolie) kann es zu starken Schmerzen und Dyspnoe kommen.

137 Welche Maßnahmen zählen zu den Sofortmaßnahmen bei Tauchunfällen?

a) Kopftieflage.
b) Sauerstoffgabe, ggf. Intubation und kontrollierte Beatmung.
c) Gabe von 500–1 000 mg Aspisol.
d) Anlage eines Blasenkatheters.
e) Gabe von 1 000–1 500 ml kolloidaler Lösung in der ersten Stunde (bei Erwachsenen).

Antworten

a) **Falsch.** Diese Maßnahme gilt heute als obsolet, da sie den Hirndruck erhöht. Dies wurde früher unter der Annahme, das weitere Aufsteigen von Gasblasen in das Gehirn verhindern zu können, praktiziert. Im Gegenteil zur Therapie eines Hirnödems sollte man die Patienten in Oberkörperhochlage (30 Grad) transportieren.
b) **Richtig.** Sauerstoff ist das wichtigste Medikament in der Therapie von Tauchunfällen. Ziel ist eine rasche Auswaschung des noch im Körper verbliebenen Stickstoffs. Cave: Bei Lungenbarotrauma an Pneumothorax denken und vor IPPV-Beatmung entlasten! Zur weiteren Therapie gehört neben einer ausreichenden Analgosedierung auch die Behandlung von Krampfanfällen.
c) **Falsch.** Dies ist sicherlich keine Sofortmaßnahme. Zu den Sofortmaßnahmen zählt die sofortige Gabe von Sauerstoff und ausreichende Flüssigkeitssubstitution. Obwohl es keine gesicherten Angaben über eine spezifische Beeinflussung des Tauchunfalls durch Medikamente gibt, reduziert die Gabe von Acetylsalizylsäure i. v. möglicherweise die intravasale Thrombenbildung an Gasblasen.
d) **Falsch.** Bei schweren neurologischen Symptomen wie der Paraplegie ist eine Katheterisierung sinnvoll, aber nicht primär, sondern erst im weiteren Verlauf.
e) **Richtig.** Bei Tauchunfällen entsteht sehr häufig eine Hämokonzentration bzw. Volumenmangel durch paravasale Ödeme.

138 Welche Aussagen zu Stromunfällen sind richtig?

a) Bei Stromunfällen muss pro 1 000 Volt mindestens 1 cm Sicherheitsabstand eingehalten werden.
b) In bestimmten Fällen ist die Gabe von Lidocain indiziert.
c) Bei Spannungen unter 1 000 Volt wird auf eine Krankenhauseinweisung verzichtet.
d) Bei Stromunfällen kann es zu tetanischen Muskelkontraktionen kommen.
e) Ein »Tannenbaummuster« am Körper des Patienten weist auf einen Hochspannungsunfall hin.

Antworten

a) **Richtig.** Eigensicherung ist vorrangig. Diese Regel gilt für die Entfernung in der es zum Funkenüberschlag kommen kann. Man sollte sich immer außerhalb dieser Gefahrenzone aufhalten und zusätzlich einige Meter Abstand halten. Elektrofachpersonal muss zur Sicherung der Unfallstelle hinzugezogen werden (Feuerwehr). Patienten immer isoliert berühren (d. h. nicht-leitendes Schuhwerk, Gummihandschuhe bzw. trockene Stofftücher um die Hände wickeln).
b) **Richtig.** Bei ventrikulären Extrasysolen ist die Gabe von Lidocain (1 ml/kg Körpergewicht) indiziert. Bei supraventrikulären Extrasystolen Gabe eines β-Blockers (initial 0,5 mg/kg Körpergewicht). Bei kreislaufinstabilen Tachykardien bzw. Kammerflimmern Defibrillator einsetzen. Die weitere Soforttherapie besteht in Volumenzugang, Analgesie, Sedierung sowie Behandlung und Einschätzung von Verbrennungen und Begleitverletzungen.
c) **Falsch.** Kardiale Arrhythmien können erst Stunden nach einem Elektrounfall auftreten. Großzügige Einweisung auf eine Überwachungsstation nach einem Stromunfall ist daher angezeigt. Beachte: Wechselspannung ist gefährlicher als Gleichspannung, Niederspannung (<1 000 Volt) führt eher zu elektrophysiologischen Veränderungen, Hochspannung (>1 000 Volt) zu elektrothermischen Schäden.
d) **Richtig.** Dies führt unter anderem zum »Klebenbleiben« an einer Stromquelle.
e) **Richtig.** Farnkrautartige Hautveränderungen und auch »Tannenbaummuster« können bei Hochspannungsunfällen (>1 000 Volt) auftreten. Bei Blitzschlag sind Stromspannungen bis zu 30 Megavolt bei Stromstärken über 300 000 Ampere möglich!

139 Welche Aussagen zu Verätzungen sind richtig?

a) Verätzungen durch Säuren sind gefährlicher als durch Laugen.
b) Verätzungen mit Flusssäure können zur Tetanie durch Hypokalziämie führen.
c) Verätzungen des Gastrointestinaltraktes durch perorale Zufuhr müssen durch große Mengen Flüssigkeit (u. a. mithilfe einer Magensonde) neutralisert werden.
d) Medizinische Kohle wird nur in Sonderfällen zur Absorption eingesetzt.
e) Verätzungen der Schleimhaut mit Salzsäure verursachen weißliche Beläge.

Antworten

a) **Falsch.** Laugen führen zu Kolliquationsnekrosen (»Zerfließen« des Gewebes), was ein tiefes Eindringen der Noxe in die Haut bzw. Schleimhaut ermöglicht. Säuren verursachen Koagulationsnekrosen und sind somit auf oberflächliche Strukturen begrenzt. Verätzungen mit Säuren sind seltener als Verätzungen mit Laugen. Sofortmaßnahme ist die Dekontamination durch reichliches Spülen mit Leitungswasser.

b) **Richtig.** Flusssäure (Fluorwasserstoffsäure) ist das Hauptätzmittel in der Computerchipindustrie. Sie wird auch zum Mattieren von Glas, in der Fassadenreinigung sowie in der Galvanik und vielen anderen Bereichen eingesetzt. Sie ist ein sehr starkes Kontaktgift, das sofort von der Haut resorbiert wird. Hierbei sind tiefe Verätzungen bis zum Knochen möglich. Schmerz setzt teilweise erst nach Stunden ein. Die Schmerzwarnwirkung fehlt teilweise, da Flusssäure neurotoxisch wirkt. Durch Resorption von Fluoridionen kommt es zur Komplexbildung mit Kalzium, was zur Hypokalziämie mit Symptomen einer Tetanie führt. Die Behandlung besteht in der Entfernung der benetzten Kleidung, ausreichender Spülung, lokaler Applikation von Kalziumglukonat (10%ig) mittels getränkter Tupfer und Umspritzung sowie intravenöser Gabe von 10–20 ml Kalziumglukonat (10%ig).

c) **Falsch.** Es werden kleine Mengen Flüssigkeit gegeben (Kinder max. 100 ml, Erwachsene max. 200 ml), um Erbrechen zu vermeiden. Das Legen einer Magensonde ist aufgrund der drohenden Perforationsgefahr absolut kontraindiziert.

d) **Richtig.** Sonderfälle sind Phenole (Kunstharze, Kunststoffherstellung, Farbstoffe u. ä.), Kresole (u. a. Desinfektionsmittel, Kunstharzherstellung, Farbstoffe). Bei anderen Verätzungen fehlt die Absorptionswirkung.
e) **Richtig.** Schwefelsäure verursacht bräunlich schwarze, Salpetersäure gelbliche Beläge.

Allgemeine Toxikologie

140 Eine Mydriasis ist Symptom einer Intoxikation mit

a) Amphetaminen,
b) Organophosphaten,
c) Trizyklischen Antidepressiva,
d) Lysergsäurediethylamid (LSD),
e) Monoaminoxidase-Hemmern (MAO-Hemmern).

Antworten

a) **Richtig.** Durch die Stimulation des Symphatikus nach Einnahme von Amphetaminen zeigt sich eine Mydriasis.
b) **Falsch.** Die Hemmung der Acetylcholinesterase durch Organophosphate führt zu einer Parasympathomimese und dadurch an der Pupille zu einer Miosis.
c) **Richtig.** Die anticholinerge Nebenwirkung der trizyklischen Antidepressiva führt zur Erweiterung der Pupille. Weitere anticholinerge Symptome sind Herzrhythmusstörungen, Blutdruckabfall, Mundtrockenheit, Akkommodationsstörung und Obstipation.
d) **Richtig.** Eine Intoxikation mit Lysergsäurediethylamid äußert sich in optischen und akustischen Halluzinationen, Wahnvorstellungen, Tachykardie und Mydriasis.
e) **Richtig.** Die Hemmung des Katecholaminabbaus durch MAO-Hemmer (Sympathomimese) zeigt sich unter anderem in einer Mydriasis.

141 Die primäre Giftelimination nach einer Intoxikation

a) soll die Resorption des Giftstoffs verhindern.
b) kann durch Adsorbentien erreicht werden.
c) kann auch die Gabe sogenannter Lokalantidote umfassen.
d) beschreibt auch Maßnahmen wie Hämodialyse oder Hämofiltration.
e) sollte durch eine Magenspülung mit bis zu 5 l warmer Kochsalzlösung erfolgen.

Antworten

a) **Richtig.** Der Begriff der primären Elimination beschreibt Maßnahmen, die die Resorption des Giftes in das Blut verhindern oder verzögern sollen. Methoden hierzu sind der Einsatz von Adsorbentien (siehe Antwort b), Lokalantidoten (siehe Antwort c), die Magenspülung, induziertes Erbrechen, forcierte Diarrhoe und die mechanische Entfernung von Giften von der Körperoberfläche.

b) **Richtig.** Eine wichtige Maßnahme bei peroraler Giftaufnahme ist die Gabe von Aktivkohle (Carbo medicinalis) als Adsorbens. Aktivkohle kann durch die große Oberfläche viele Giftstoffe binden und führt somit zu niedrigeren Plasmaspiegeln. Stark hydrophile Stoffe wie anorganische Salze oder Alkohole kann Aktivkohle jedoch nicht binden. Die Gabe von Aktivkohle sollte möglichst rasch nach Aufnahme des Giftes in einer Dosierung von 1g/kg Körpergewicht erfolgen.

c) **Richtig.** Lokalantidote wirken durch die Umwandlung eines Giftstoffes in schwerlösliche Salze oder ungiftige Verbindungen. Beispiele für den Einsatz von Lokalantidoten sind die Silikone als Entschäumer bei Schaumbildnern, die Gabe von Kalziumglukonat bei Fluoriden oder Oxalsäure und Natriumthiosulfat bei Vergiftungen mit Jod oder Brom.

d) **Falsch.** Hämodialyse oder Hämofiltration sind Maßnahmen der sekundären Giftelimination, da sie bereits resorbierte Gifte aus dem Blutstrom entfernen sollen.

e) **Falsch.** Die Magenspülung stellt zwar ein Verfahren der primären Giftelimination dar, sie muss aber mit einer Gesamtmenge von mindestens 20 l Flüssigkeit durchgeführt werden, um effektiv zu sein. Bei eingeschränkten Schutzreflexen muss vor Beginn der Magenspülung intubiert werden.

142 Welche Aussagen zu Intoxikationen sind richtig?

a) Intoxikation mit Arzneimitteln sind die häufigste Form der Intoxikation.
b) Intoxikation sind die häufigste Ursache einer Bewusstlosigkeit.
c) Sie sind im Erwachsenenalter überwiegend akzidentell.
d) Häufig sind Intoxikation lebensbedrohlich und führen meist zu Spätschäden.
e) Intoxikation mit Medikamenten sind meist Mischintoxikationen.

Antworten

a) **Richtig.** Arzneimittel haben an der Gesamtheit der Vergiftungen einen Anteil von etwa 80%. Schlafmittel und Psychopharmaka dominieren hierbei, gefolgt von Analgetika und kardial wirksamen Medikamenten.
b) **Richtig.** Bei komatösen Patienten muss differenzialdiagnostisch immer an eine Intoxikation als Ursache der Bewusstlosigkeit gedacht werden, da den nicht traumatisch bedingten Komata am häufigsten eine Vergiftung zugrunde liegt.
c) **Falsch.** Im Erwachsenenalter dominieren die suizidalen Handlungen als Ursache einer Vergiftung, im Kindesalter dagegen stehen akzidentelle Vergiftungen im Vordergrund.
d) **Falsch.** Nur etwa 5% aller Vergiftungsfälle werden als schwere oder tödliche Intoxikation klassifiziert. Die weit überwiegende Anzahl der Fälle sind asymptomatische oder leichte Vergiftungen. Spätschäden treten nur in Ausnahmefällen auf.
e) **Richtig.** In etwa der Hälfte der Fälle von Arzneimittelvergiftungen liegt eine Mischintoxikation vor, häufig ist auch Alkohol im Spiel.

Spezielle Toxikologie

143 Welche Aussagen zur Intoxikation mit Knollenblätterpilzen sind richtig?

a) Nach einer Intoxikation mit Knollenblätterpilzen kommt es zur Hemmung der Nukleinsäuresynthese.
b) Es zeigt sich eine 1. und 2. Latenzphase.
c) Ein Antidot steht zur Verfügung.
d) Auch nach mehr als 24 Stunden ist eine Hämodialyse zur Giftelimination sinnvoll.
e) Die Gabe von Aktivkohle ist indiziert.

Antworten

a) **Richtig.** Das im Knollenblätterpilz (*Amanita phalloides*) enthaltene α-Amanitin führt zu einer Hemmung der RNA-Polymerase und somit zu einer Proteinsynthesestörung. Klinisch wichtig ist die Hemmung der hepatischen Synthese von Albumin und Gerinnungsfaktoren.
b) **Richtig.** Etwa 6–20 Stunden nach Giftaufnahme kommt es zu gastrointestinalen Symptomen wie massive Diarrhoe, Erbrechen und Koliken. Je kürzer die Latenzzeit ist, desto schlechter ist die Prognose. Nach der gastrointestinalen Phase schließt sich eine 2. Latenzphase an, in der sich die Patienten subjektiv besser fühlen. Nach 2–8 Tagen zeigt sich die hepatorenale Phase mit Leberfunktionsstörungen, Gerinnungsstörungen und Nierenversagen.
c) **Richtig.** Silibinin kann durch die Hemmung der Amatoxinaufnahme (Hemmung des Gallensäuretransportes) in die Leber die Prognose der Intoxiation verbessern. Die Verabreichung erfolgt als intravenöse Dauerinfusion über mehrere Tage.
d) **Falsch.** Da nach 24 Stunden kaum noch Toxine im Blut nachweisbar sind, ist eine Hämodialyse zu diesem Zeitpunkt nicht sinnvoll.
e) **Richtig.** Die Gabe von Aktivkohle als Universalantidot kann die Aufnahme des Pilztoxins vermindern, insbesondere da die Toxine einem enterohepatischen Kreislauf unterliegen.

144 Welche Aussagen zur inhalativen Intoxikation von Lösungsmitteln sind richtig?

a) Die inhalative Intoxikation führt zur schnellen pulmonalen Resorption der Stoffe.
b) Bei hypotonen Kreislaufverhältnissen sollte bevorzugt mit Katecholaminen therapiert werden.
c) Sie kommt ausschließlich bei Abusus als Droge vor.
d) Sie kann eine Hyperkapnie bedingen.
e) Sie interagiert mit Cimetidin.

Antworten

a) **Richtig.** Die hohe Lipidlöslichkeit der leicht flüchtigen Lösungsmitel führt zur schnellen pulmonalen Resorption.
b) **Falsch.** Da nach einer Intoxikation mit Lösungsmitteln das Myokard für Katecholamine überempfindlich ist, kann die endogene Ausschüttung von Adrenalin oder die therapeutische Gabe von Katecholaminen zu Arrhythmien und zum plötzlichen Herztod führen.
c) **Falsch.** Lösungsmittelvergiftungen finden sich sowohl als Drogennotfall als auch nach Unfällen in der Industrie.
d) **Richtig.** Durch den Umstand, dass die Lösungsmittel meist aus Plastiktüten eingeatmet werden, resultiert häufig eine CO_2-Rückatmung mit arterieller Hyperkapnie. Verschiedene Stoffgruppen wie Reiniger, Farben- und Lackentferner sowie Klebstoffe kommen als inhalative Droge in Frage.
e) **Richtig.** Das Antihistaminikum Cimetidin interagiert mit Lösungsmitteln durch die Hemmung des oxidativen hepatischen Stoffwechsels und führt zu einer Wirkungsverstärkung. Auch Alkohol und zentral wirksame Pharmaka können zu einer Wirkungsverstärkung führen.

145 Welche Aussagen zur Intoxikation mit Kohlenmonoxid sind richtig?

a) Eine Intoxikation mit Kohlenmonoxid (CO) kann bereits bei einer Konzentration von 1 Vol.% zum Tod führen.
b) Es handelt sich meistens um eine Monointoxikation.
c) Sie resultiert in einer irreversiblen Umwandlung von Hämoglobin in CO-Hb.
d) Sie kann Spätschäden hervorrufen.
e) Sie erschwert die Sauerstoffabgabe aus dem Blut ins Gewebe.

Antworten

a) **Richtig.** Eine inspiratorische CO-Konzentration von 1 Vol.% führt bereits nach wenigen Minuten zum Tod. 1 Vol.% entspricht einem Anteil an CO-gesättigtem Hämoglobin von über 80%. Normal sind CO-Hb-Werte von 0,5%. Ab ca. 10% sind die ersten Symptome einer Intoxikation wie Kopfschmerzen, Schwindel und Dyspnoe zu beobachten. Ab ca. 30% CO-Hb stellt sich die typische hellrote Färbung der Haut ein, begleitet von Bewusstseinsstörungen und erhöhter Krampfneigung. Ab 50% CO-Hb muss mit schweren Vergiftungszeichen mit Koma, Hirnödem und Krampfanfällen gerechnet werden.
b) **Falsch.** Da CO meist bei Verbrennungsvorgängen entsteht, finden sich im Brandrauch viele verschiedene Stoffe. Findet sich bei Patienten, die Brandgasen ausgesetzt waren, ein erhöhter CO-Hb, so ist stets nach Vergiftungen mit anderen Stoffen wie etwa Blausäure zu suchen.
c) **Falsch.** Die Bindung von CO an Hämoglobin ist reversibel. CO hat eine 200- bis 300-mal höhere Affinität zu Hämoglobin als Sauerstoff, kann aber durch erhöhte Sauerstoffpartialdrücke wieder aus der Bindung verdrängt werden. Die Therapie einer CO-Intoxikation besteht daher in der Verabreichung von 100%igem Sauerstoff oder in schweren Fällen in der hyperbaren Oxygenierung.
d) **Richtig.** Als Spätschäden zeigen sich Störungen des Zentralnervensystems wie Störungen des Hörens und Sehens sowie ein Parkinsonoid.
e) **Richtig.** Entsprechend dem Haldane-Effekt ist die Sauerstoffabgabe umso schwerer, je mehr der 4 Hämeinheiten im Hämoglobin mit CO besetzt sind.

146 Welche Aussagen zur Intoxikation mit Heroin sind richtig?

a) Eine Intoxikation mit Heroin zeigt nicht immer eine Miosis.
b) Sie führt zur zentralen Atemdepression.
c) Sie sollte immer antagonisiert werden.
d) Sie ist meist eine Mischintoxikation.
e) Sie klingt erst nach mehreren Stunden ab.

Antworten

a) **Falsch.** »Klassisches« Symptom einer Opiatvergiftung ist die Miosis. Allerdings kann bei präfinalen Patienten mit ausgeprägter Hypoxie oder bei Mischintoxikationen die Miosis auch fehlen.
b) **Richtig.** Die Opiatwirkung führt erst zu einer verlangsamten »Kommandoatmung«, bei der die Patienten auf Aufforderung regelmäßig atmen, bei höherer Dosierung dann zu einer typischen niederfrequenten Atmung mit großen Atemzügen und schließlich zum Atemstillstand.
c) **Falsch.** Die Antagonisierung der Heroinwirkung mit Naloxon sollte schweren Intoxikationen mit Beeinträchtigung der Vitalfunktionen vorbehalten sein und nur vorsichtig erfolgen, da sie ein akutes Entzugssyndrom hervorrufen kann, das den Patienten durch Krampfanfälle, Aspiration und Agitation gefährden kann. Da die Halbwertszeit von Naloxon kürzer als die von Heroin ist, ist eine engmaschige Überwachung notwendig.
d) **Richtig.** Da dem Heroin verschiedene Stoffe zum Strecken beigemischt werden, ist die exakte Konzentration des Pulvers unklar und kann vom Konsumenten unterschätzt werden. Hier sei auf Vergiftungen durch Streckmittel hingewiesen. Diese können z. B. so unterschiedliche Stoffe wie Strychnin, Traubenzucker, Gips, Paprikapulver oder Procain enthalten. Auch Mischintoxikationen mit Alkohol, Benzodiazepinen oder Barbituraten sind häufig.
e) **Richtig.** Die Heroinwirkung klingt – dosisabhängig – erst nach mehreren Stunden ab.

147 Ein 3 Jahre altes Kind hat Eisentabletten geschluckt. Welche Aussagen sind richtig?

a) Eine schwere Vergiftung ist nicht zu befürchten.
b) Die Erstsymptome sind Erbrechen, Bauchschmerzen und Diarrhoe.
c) Die Symptome entwickeln sich erst nach Tagen.
d) Das Antidot sollte parenteral und enteral verabreicht werden.
e) Das Antidot führt durch die Bindung von Eisen zur Anämie.

Antworten

a) **Falsch.** Besonders bei Kindern ist bei der Aufnahme von Eisentabletten mit einer schweren Vergiftung zu rechnen. Die letale Dosis liegt für Kinder im Bereich von 2 g Eisensulfat. Die Eisenintoxikation hat eine hohe Letalität.
b) **Richtig.** Das Hauptsymptom einer Eisenvergiftung ist eine hämorrhagische Gastritis. Zusätzlich besteht aufgrund einer massiven Vasodilatation nach Eisenaufnahme ein hämodynamischer Schock. Spätfolgen nach wenigen Tagen können erneute Hypotonie, Krampfanfälle und eine Hepatitis sein.
c) **Falsch.** Die Erstsymptome entwickeln sich innerhalb von 30–120 Minuten nach Ingestion.
d) **Richtig.** Das Antidot zur Therapie einer Eisenvergiftung ist Deferoxamin. Es handelt sich hierbei um einen Chelatbildner, der mit Eisen eine komplexe Bindung eingeht und die Resorption bzw. die Verstoffwechslung verhindert. Desferoxamin sollte zur Verminderung der Resorption enteral verabreicht werden und zusätzlich zur Bindung des bereits resorbierten Eisens parenteral injiziert werden. Als Erstmaßnahme nach Eisenintoxikationen hat es sich bewährt, Milch trinken zu lassen. Das Milcheiweiß bildet mit dem Eisen nicht resorbierbare Komplexe.
e) **Falsch.** Obwohl durch Desferoxamin Eisen im Körper komplexiert wird, führt die Gabe nicht zur Anämie. Desferoxamin nimmt Eisen nur aus Bindung aus Ferritin und Transferrin auf, nicht jedoch aus Hämoglobin.

Antidotarium

148 Welche Antidote können bei einer Vergiftung mit Alkylphosphaten verwendet werden?

a) Physostigmin.
b) Atropin.
c) Natriumthiosulfat.
d) Obidoxim.
e) Neostigmin.

Antworten

a) **Falsch.** Physostigmin oder Neostigmin sind als Cholinesteraseinhibitoren bei einer Intoxikation mit Alkylphosphaten kontraindiziert, da sie jeweils indirekte Parasympathomimetika sind. Die Acetylcholinesterase wird durch Alkylphosphate phosporyliert und somit gehemmt. Physostigmin ist ein Antidot für ein zentral anticholinerges Syndrom, Neostigmin für die Antagonisierung von nicht depolarisierenden Muskelrelaxantien.
b) **Richtig.** Atropin ist das Mittel der Wahl zur Therapie dieser Vergiftung. Die Symptome wie Bradykardie, Koma, Speichelfluss und Erbrechen sind durch die cholinerge Wirkung der Alkylphosphate hervorgerufen. Atropin wird nach Wirkung titriert, bis die Herzfrequenz und die Sekretbildung im Normalbereich liegen. Hierzu können je nach Schwere der Vergiftung Dosen von bis zu mehreren hundert Milligramm notwendig sein.
c) **Falsch.** Natriumthiosulfat ist zur Therapie der Zyanidvergiftung indiziert. Es steigert die Entgiftungskapazität, indem es Schwefel für die Umwandlung von Zyanid in ungiftiges Rhodanid bereitstellt.
d) **Richtig.** Obidoxim wirkt als ein Reaktivator der Acetylcholinesterase durch eine Dephosphorylierung der Acetylcholinesterase. Obidoxim sollte so frühzeitig wie möglich nach Giftaufnahme verabreicht werden. Als erstes sollte aber die Atropingabe erfolgen.
e) **Falsch.** Siehe Antwort a.

149 Welche Aussagen zur Antidottherapie nach Blausäurevergiftungen sind richtig?

a) Mittel der Wahl ist Natriumnitrit.
b) Zyanid wird im Blut durch oxidiertes Fe^{3+} gebunden.
c) Dimethylaminophenol ist ein Methämoglobinbildner.
d) Die Wirkung des Antidot führt zur Reaktivierung der mitochondrialen Zytochromoxidase.
e) Dimethylaminophenol sollte mit einem Schwefelgruppendonator kombiniert werden.

Antworten

a) **Falsch.** Mittel der Wahl bei der Therapie der Blausäureintoxikation ist 4-DMAP (Dimethylaminophenol). Hierbei handelt es sich um einen potenten Methämoglobinbildner. 4-DMAP sollte so früh wie möglich nach der Vergiftung in einer Dosierung von 3–4 mg/kg Körpergewicht i. v. verabreicht werden. Bereits nach 5–10 Minuten liegen dann Methämoglobinkonzentrationen von bis zu 40% vor. Natriumnitrit ist zwar ebenfalls ein Methämoglobinbildner, dessen Einsatz ist aufgrund der Nebenwirkungen obsolet.
b) **Richtig.** Die Zyanidionen binden reversibel an das dreiwertige Eisen der Zytochromoxidase der Atmungskette und blockieren diese. Die Affinität zum Fe^{3+} (Methämoglobin) macht man sich therapeutisch zunutze, indem man das Eisen im Hämoglobin zu Fe^{3+} oxidiert und so das Zyanid dort bindet.
c) **Richtig.** Siehe Antwort a.
d) **Richtig.** Durch die Bindung von Zyanid an das entstehende Methämoglobin wird die Blockade der Atmungskette aufgehoben.
e) **Richtig.** Nach der Gabe von 4-DMPA sollte Natriumthiosulfat als Schwefeldonator gegeben werden. Durch die Entgiftungsreaktion der Leber wird über die Rhodanase Schwefel von der Thiolgruppe auf das Zyanid übertragen und es ensteht Thiozyanat unter Verbrauch von Thiolgruppen.

150 Welche Aussagen zu Flumazenil sind richtig?

a) Flumazenil ist ein Antagonist am NMDA-Rezeptor (NMDA = N-Methyl-D-Aspartat).
b) Der Wirkstoff kann Krampfanfälle auslösen.
c) Die Halbwertszeit ist länger als die der meisten Benzodiazepine.
d) Flumazenil hebt die Wirkung von Schlafmitteln wie Zolpidem oder Zopiclon auf.
e) Die Dosis beträgt 0,2 mg intravenös.

Antworten

a) **Falsch.** Flumazenil ist ein kompetitiver Antagonist am GABA-Rezeptor und beendet die Wirkung der Benzodiazepine. Indiziert ist es bei Intoxikationen mit Benzodiazepinen.
b) **Richtig.** Durch die Antagonisierung der Benzodiazepinwirkung kann es bei Abhängigen zu Entzugserscheinungen kommen. Dabei kann es zu Krampfanfällen kommen. Bei Epileptikern, die mit Benzodiazepinen eingestellt sind, ist Flumazenil daher kontraindiziert.
c) **Falsch.** Die Halbwertszeit von Flumazenil liegt mit knapp 1 Stunde deutlich unter der Halbwertszeit der meisten Benzodiazepine. Nach Gabe von Flumazenil kann es daher zu erneuter Sedierung und Atemdepression kommen, sodass die repetitive Gabe notwendig sein kann.
d) **Richtig.** Flumazenil hebt auch die Wirkung anderer am GABA-Rezeptor angreifender Medikamente auf. Dazu zählen z. B. Zopiclon und Zolpidem.
e) **Richtig.** Zur intialen Antagonisierung einer unerwünschten Benzodiazepinwirkung sollten 0,2 mg Flumazenil i. v. verabreicht werden. Je nach Wirkung kann anschließend pro Minute 0,1mg titrierend gegeben werden.

151 Welche Aussagen zur Intoxikation mit Methanol treffen zu?

a) Methanolingestion führt zur metabolischen Azidose.
b) Ethanol verzögert die Resorption des Methanols.
c) Die höchsten Ameisensäurekonzentrationen im Blut werden nach ca. 6 Stunden erreicht.
d) Ethanol als Antidot sollte bis zu einer Blutkonzentration von 0,3 Promille gegeben werden.
e) Ethanol hat eine höhere Affinität zur Alkoholdehydrogenase als Methanol.

Antworten

a) **Richtig.** Nach Aufnahme von Methanol entwickelt sich ein Rauschzustand ähnlich der Ethanolwirkung. Die Metabolisierung von Methanol durch die Alkoholdehydrogenase (ADH) über Formaldehyd führt zur Bildung von Ameisensäure, die über die Hemmung der Zytochromoxidase eine metabolische Azidose (Laktazidose) bedingt. Diese entwickelt sich erst verzögert und erreicht ihr Maximum erst etwa 3 Tagen nach der Intoxikation. Spätschäden können eine Optikusatrophie mit Sehverlust sein.

b) **Falsch.** Ethanol kann die Resorption des ingestierten Methanols nicht verzögern. Die Resorption von Methanol im Magen und Dünndarm erfolgt mit einem Maximum nach 30–60 Minuten. Durch die Gabe von Ethanol wird die Metabolisierung zur toxischen Ameisensäure kompetitiv an der Alkoholdehydrogenase gehemmt und somit kann mehr Methanol abgeatmet werden, womit es in einer geringeren Konzentration im Blut zur Verstoffwechselung zu Verfügung steht.

c) **Falsch.** Da die Metabolisierung von Methanol über Formaldehyd zu Ameisensäure einige Zeit in Anspruch nimmt, ensteht ein symptom- und azidosefreies Intervall von 12–24 Stunden. Die Kinetik erfolgt mit einer Reaktion 0-ter Ordnung, d. h. unabhängig von der Konzentration im Blut. Somit wird das Maximum der Ameisensäurekonzentration erst nach 2–3 Tagen erreicht.

d) **Falsch.** Bisher galt als Standardtherapie, Ethanol als Antidot unter Kontrolle bis zu einer Blutalkoholkonzentration von etwa 1 Promille während 5 Tagen zu verabreichen. Hierbei ist zu beachten, dass sich die zentralen Effekte von Methanol und Ethanol wechselseitig verstärken können. Alternativ kann der gegen Ethylenglykolvergiftung zugelassene, gut steuerbare Inhibitor der ADH, Fomepizol (4-Methylpyrazol), i. v. verabreicht werden. Zur Therapie der Methanolvergiftung ist es allerdings in Deutschland nicht ausdrücklich zugelassen. In schweren Fällen auch unter Fomepizol-Therapie steht die Hämodialyse als wirksames Verfahren zu Verfügung.

e) **Richtig.** Das Wirkprizip von Ethanol als Antidot basiert auf der höheren Affinität zur Alkoholdehydrogenase. Ethanol hat eine ca. 9-fach höhere Affinität zur ADH als Methanol. Grund hierfür ist die höhere Lipophilie von Ethanol (lipophile Methylgruppe des Ethanols, fehlt bei Methanol), das über van-der-Waals-Kräfte an eine lipophile Tasche des Enzyms bindet.

152 Welche Aussagen zur Therapie mit Schlangengiftseren nach Schlangenbissen sind richtig?

a) Schlangengiftserum sollte in jedem Fall nach dem Biss einer Schlange verabreicht werden.
b) Schlangengiftserum ist ein heterologes Immunserum.
c) Es kann auch noch 24 Stunden nach dem Biss sinnvoll sein.
d) Es ist spezifisch für eine bestimmte Schlangenart.
e) Es muss zuerst in einer Testdosis injiziert werden.

Antworten

a) **Falsch.** Nach Schlangenbissen sollte nur bei rasch eintretender, schwerer Symptomatik wie Atemnot oder Schocksymptomen das Antiserum gegeben werden, da das Antiserum potenziell lebensbedrohliche Nebenwirkungen besitzt. Hier steht der anaphylaktische Schock aufgrund des Fremdproteins im Vordergrund. Das Antiserum sollte nur in Reanimationsbereitschaft im Krankenhaus verabreicht werden.
b) **Richtig.** Das Schlangenantiserum wird durch die Injektion einer geringen Menge Schlangengift in Pferde oder Schafe hergestellt. Durch die Verwendung von heterologen Immunseren besteht bei der Anwendung am Menschen die Gefahr einer allergischen Reaktion.
c) **Falsch.** Prinzipiell sollten Antiseren nach Schlangenbissen möglichst rasch innerhalb der ersten 12 Stunden nach dem Biss verabreicht werden.
d) **Falsch.** Die meisten Antiseren sind polyvalente Antiseren und sind so abgestimmt, dass diese gegen verschiedene Arten von Schlangen, die in einer Region vorherrschen, wirksam sind. In Deutschland gebräuchlich ist das Schlangenserum »Behring-Werke«. Für einen Überblick über die verfügbaren Antiseren und deren Indikationen ist der jeweilige Giftnotruf der verschiedenen toxikologischen Abteilungen der Universitäten zu empfehlen (z. B. www.toxinfo.org).
e) **Richtig.** Aufgrund der hohen allergischen Potenz muss das Antiserum zunächst in einer kleinen Testdosis gegeben werden, um auf eine allergische Reaktion zu testen.

153 Welche der folgenden Stoffe absorbiert Aktivkohle (Carbo medicinalis)?

a) Ethanol.
b) Barbiturate.
c) Lithium.
d) Trizyklische Antidepressiva.
e) Benzodiazepine.

Antworten

a) **Falsch.**
b) **Richtig.**
c) **Falsch.**
d) **Richtig.**
e) **Richtig.** Carbo medicinalis ist Mittel der Wahl zur primären Giftelimination. Dosierungsrichtlinien sind für Kinder ca. 0,5 g/kg Körpergewicht, Erwachsene 25–100 g. Die Kohle hat eine obstipierende Wirkung, daher sollten gleichzeitig osmotisch wirksame Laxantien gegeben werden.

Literatur

Adams T (2006) Taschenatlas Notfallmedizin. Thieme, Stuttgart

Ahnefeld FW, Dick W, Kilian J, Schuster H, Altemeyer KH (1990) Notfallmedizin – Klinische Anästhesiologie und Notfallmedizin, Bd 30. Springer, Heidelberg

Antman EM et al. (2006) Enoxaparin versus Unfractionated Heparin with Fibrolysis for ST-Elevation Myocadial Infarction. New England J Med 354: 1477–1488

Bastigkeit M (2003) Medikamente in der Notfallmedizin, 6. Aufl. Stumpf & Kossendey, Edewecht

Böhmer R, Schneider T, Wolcke B (2006) Reanimation `06 kompakt. Naseweis, Mainz

Bracken MB et al. (1997) Administration of methylprednisolone for 24 or 48 hour or tirilazad mesylate for 48 hours in the treatment of acute spinal cord injury: Results of the third National Acute Spinal Cord Injury Randomized Controlled Trial (NASCIS-III). JAMA 277: 1597–1604

Bulach R, Myles PS, Russnak M. (2005) Double-blind randomized controlled trial to determine extent of amnesia with midazolam given immediately before general anesthesia. BJA 94(3): 300–305

Bur, A. et al. (2001) Effects of bystander first aid, defibrillation and advanced life support on neurologic outcome and hospital costs in patients after ventricular fibrillation cardiac arrest. Intensive Care Med 27: 1635–1641

COMMIT [Clopidogrel and Metoprolol on Myocardial Infarction Trial] Collaborative Groupe (2005) Early intravenous then oral metoprolol in 45852 patients with acute myocardial infarction: randomised placebo-controlled trial. Lancet 366: 1622–1632

CRASH Trial Collaborators (2004) Effect of intravenous corticosteroids on death within 14 days in 10008 adults with clinically significant head injury (MRC CRASH Trial): randomised placebo-controlled trial. Lancet 364: 1321–1328

CRASH Trial Collaborators (2005) Final results of MRC CRASH, a randomised placebo-controlled trial of intravenous corticosteroids in adults with head injury – outcomes at 6 months. Lancet 365: 1957–1959

Cummins RO (1989) From concept to standard-of-care? Review of the clinical experience with automated external defibrillators. Ann Emerg Med 18: 1269–1275

European Resuscitation Council Guidelines for Resuscitation. Resuscitation 2005, 67: 1 189

Dick W, Schuster HP (2001) Notfall- und Intensivmedizin, 2. Aufl. de Gruyter, Berlin

Eftesol T. et al. (2002) Effects of interrupting precordial compressions on the calculated probability of defibrillation success during out-of-hospital cardiac arrest. Circulation 105: 2270–2273

International Liasion Committee on Resuscitation (2005) International Consensus on Cardiovascular Resuscitation and Emergency Cardiovascular Care Science with Treatment Recommendations. Resuscitation 67: 157-341

Gorgaß B, Ahnefeld FW, Rossi R et al (2005) Rettungsassistent und Rettungssanitäter, 7. Aufl. Springer, Heidelberg

Herlitz, J. et al. (2003---9 Factors associated with survival to hospital discharge among patients hospitalised alive after out of hospital cardiac arrest: change in outcome over 20 years in the community of Göteborg, Sweden. Heart 89: 25–30

Lutomsky B (2006) Leitfaden Rettungsdienst – Notfallmanagement, Organisation, Arbeitstechniken, Algorithmen, 3. Aufl. Elsevier, München

Madler C., Jauch K.-W., Werdan K., Siegrist J., Pajonk F.-G. (2005) Das NAW Buch, 3. Aufl. Elsevier, München

Maletzki W (2003) Klinikleitfaden Pflege – Pflege auf Station, Ambulante Pflege, ATLs. Krankheitsbilder, 5. Aufl. Elsevier, München

Müller S (2005) Memorix – Notfallmedizin, 7. Aufl. Thieme, Stuttgart

Mutschler E, Schäfer-Korting M, Kroemer H (2001) Arzneimittelwirkungen, 8. Aufl. WVG, Stuttgart

Rossi R, Dobler G, Birkholz W (2005) Notfall-Taschenbuch für den Rettungsdienst, 9. Aufl. Stumpf & Kossendey, Edewecht

Rossi R, Gorgaß B, Ahnefeld FW (2003) Die Rettungsassistenten- und Rettungssanitäterprüfung, 5. Aufl. Springer, Heidelberg

Safar P, Bircher N (1990) Wiederbelebung, 2. Aufl. Thieme, Stuttgart

Sato Y, et al. (1997) Adverse effects of interrupting precordial compression during cardiopulmonary resuscitation. Crit Care Med 25: 733–736

Sefrin P (2001) Notfalltherapie – Erstversorgung im Rettungsdienst. Urban & Fischer, München

Teasdale G, Jennett B (1974) Assessment of coma and impaired consciousness – A practical scale. Lancet 2(7872): 81–84

Ziegenfuß T (1997) Checkliste Rettungsmedizin. Thieme, Stuttgart

Ziegenfuß T (2004) Notfallmedizin, 3. Aufl. Springer, Berlin Heidelberg

Stichwortverzeichnis

A

B

C

D

E

F

G

H

M

N

O

P

Q

R

S

T

U

V

W

Z

Druck: Krips bv, Meppel
Verarbeitung: Stürtz, Würzburg